経鼻内視鏡による
胃がん検診マニュアル

編集　胃細径内視鏡検診研究会

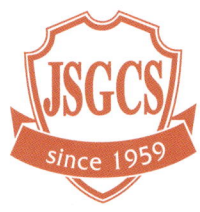

一般社団法人　日本消化器がん検診学会

医学書院

経鼻内視鏡による 胃がん検診マニュアル		
発　行	2014年3月1日　第1版第1刷Ⓒ	
編　集	日本消化器がん検診学会 胃細径内視鏡検診研究会	
発行者	一般社団法人 日本消化器がん検診学会	
	理事長　深尾　彰	
	〒112-0014　東京都文京区関口1-19-2　第2弥助ビル3階	
	電話：03-3235-6754	
制作・販売	株式会社　医学書院	
	代表取締役　金原　優	
	〒113-8719　東京都文京区本郷1-28-23	
	電話：03-3817-5600（社内案内）	
印刷・製本	横山印刷	

ISBN978-4-260-01923-1

本書を無断で複製する行為（複写，スキャン，デジタルデータ化など）は，「私的使用のための複製」など著作権法上の限られた例外を除き禁じられています．大学，病院，診療所，企業などにおいて，業務上使用する目的（診療，研究活動を含む）で上記の行為を行うことは，その使用範囲が内部的であっても，私的使用には該当せず，違法です．また私的使用に該当する場合であっても，代行業者等の第三者に依頼して上記の行為を行うことは違法となります．

日本消化器がん検診学会　胃細径内視鏡検診研究会

代表世話人

細川	治	横浜栄共済病院

世話人

池田	聡	池田病院
乾	純和	乾内科クリニック
河合	隆	東京医科大学病院内視鏡センター
川田	和昭	静岡赤十字病院内科・健診部・経鼻内視鏡センター
小林	正夫	京都第二赤十字病院健診部
三原	修一	みはらライフケアクリニック
安田	貢	KKR高松病院健康医学センター
芳野	純治	藤田保健衛生大学坂文種報徳會病院消化器内科

協力者（五十音順）

岡村	誠介	おかむら内科クリニック
岡本	和真	京都府立医科大学消化器外科
長田	美佳子	九州大学大学院医学研究院形態機能病理学
神尾	多喜浩	済生会熊本病院中央検査部病理診断科
川田	研郎	東京医科歯科大学食道外科
小西	英幸	京都府立医科大学消化器内科
小林	隆	藤田保健衛生大学坂文種報徳會病院消化器内科
真田	治人	横浜栄共済病院健康医学センター
辰巳	嘉英	パナソニック健康保険組合健康管理センター予防医療部消化器検診科
萩原	廣明	前橋市医師会
原田	直彦	九州医療センター光学診療部
平川	克哉	福岡赤十字病院消化器内科
圓尾	隆典	大阪赤十字病院消化器内科
満崎	克彦	済生会熊本病院予防医療センター
森	昭裕	一宮西病院消化器内科
柳本	邦雄	横浜栄共済病院病理検査科
吉村	理江	博愛会人間ドックセンターウェルネス

発刊にあたって

　このたび，日本消化器がん検診学会の附置研究会である胃細径内視鏡検診研究会の編纂による『経鼻内視鏡による　胃がん検診マニュアル』が発刊される運びとなり，本学会理事長として一言ご挨拶を申し上げます．

　本学会では，2010年，内視鏡による胃がん検診の標準化を眼目として『胃内視鏡検診マニュアル』（附置研究会　胃内視鏡検診標準化研究会）を刊行しておりますが，今回発刊されるマニュアルは，安全性や受容度に勝るとされている経鼻内視鏡による検診に焦点を当てたものになっています．内視鏡による検診は，2006年に公表された厚生労働省研究班（研究代表者　祖父江友孝）による『有効性評価に基づく胃がん検診ガイドライン』において，今のところ死亡率減少効果のエビデンスが十分でないという判断から対策型検診には推奨できないとされております．しかし，人間ドックなどの任意型検診としてはもちろん，いくつかの地域ではすでに対策型検診として導入を進めており，本学会の全国集計でも2010年には受診者が40万人を超えていることが示されております．私は，本学会のスタンスとして先のガイドラインで推奨されなかった検診を排除すべきとは毛頭考えておらず，むしろ内視鏡検診のデータを蓄積して疫学的解析により，死亡率減少効果を的確に評価してほしいと考えております．そのためには，検診の手順，精度管理（機器の管理，偽陰性対策，事後管理），研修や教育など一定の基準のもとで検診を行うことが必要となります．今回刊行されたマニュアルでは，その点に十分な配慮がなされ，それらの項目について詳細に記載されております．

　私自身，平成19～21年度の3年間，厚生労働省の第3次対がん総合戦略事業「新たな胃がん検診システムに必要な検診方法の開発とその有効性評価に関する研究」の主任研究者を務め，いくつかの地域で先行的に実施されている内視鏡検診の現況を見る機会を得ましたが，その際，内視鏡検診を実施している地域の医師会の並外れたパワーには驚かされました．内視鏡検診は医師が実施することが必須であり，処理能力や効率性には問題がありますが，その効果が効率性を凌駕するものであれば，実施体制の整った地域では対策型検診に導入していけばよいと考えております．本マニュアルが，その効率性の向上にも役立つのではないかと秘かに期待しているところです．

　最後になりますが，本マニュアル刊行にあたりご苦労された胃細径内視鏡検診研究会代表世話人の細川治先生をはじめ，執筆にあたられた諸先生にはあらためて感謝の意を表します．

2014年3月

一般社団法人　日本消化器がん検診学会
理事長　**深尾　彰**

目次

発刊にあたって ……………………………………………………………………… 深尾 彰 v
経鼻内視鏡附置研究会のこれまでの軌跡とこれから ……………………… 峯 徹哉 xi

I 胃内視鏡検診における細径内視鏡の役割と意義　　芳野純治, 小林 隆　1

1. 細径内視鏡の改良 …………………………………………………………………… 3
2. 経鼻内視鏡検査の受容性 …………………………………………………………… 4
3. 経鼻内視鏡検査の利点・欠点 ……………………………………………………… 5
4. 経鼻内視鏡検査の呼吸循環動態への影響 ………………………………………… 6
5. 経鼻内視鏡検査によるがん発見率 ………………………………………………… 8

II 経鼻内視鏡検査機器と管理　　細川 治　11

1. 各メーカーの経鼻スコープの特性 ……………………………………………… 12
    - A オリンパス ……………………………………………………………………… 12
    - B 富士フイルム …………………………………………………………………… 13
    - C HOYA …………………………………………………………………………… 14
2. スコープ以外の処置具 …………………………………………………………… 14
    - A 送水装置 ………………………………………………………………………… 14
    - B 生検鉗子 ………………………………………………………………………… 15
    - C マウスピース …………………………………………………………………… 16
3. 内視鏡機器の洗浄・消毒 ………………………………………………………… 16

III インフォームド・コンセントとリスク管理　　川田和昭　19

1. インフォームド・コンセントの実際 …………………………………………… 20
2. 偶発症とその対処法 ……………………………………………………………… 20
    - A 鼻痛 ……………………………………………………………………………… 20
    - B 鼻出血 …………………………………………………………………………… 22

　　　　C スコープの抜去困難 ·· 23
　　　　D その他のまれな偶発症 ·· 24

Ⅳ 経鼻内視鏡検査手順　　25

1 適応と禁忌 ···安田　貢　26
　　A 一般的な胃内視鏡検診としての適応 ··· 26
　　B 内視鏡機種からみた適応 ·· 26
　　　　1）機種の使い分け ·· 26
　　　　2）特に経鼻内視鏡が有用である場合 ··· 26
　　C 相対的禁忌 ·· 27
　　D 禁忌 ··· 27
　　E 生検の適応と禁忌 ·· 27

2 前処置・前投薬 ···安田　貢　28
　　A 検査前日までの注意点 ·· 28
　　　　1）検査前日の飲食 ·· 28
　　　　2）抗血栓薬の服用 ·· 28
　　B 検査当日の注意点 ·· 28
　　　　1）内服薬 ··· 28
　　　　2）禁煙 ·· 28
　　　　3）義歯 ·· 28
　　C 前処置の前に確認すべきこと ··· 28
　　D 経鼻内視鏡検査の前処置 ·· 28
　　　　1）消化管ガス駆除薬 ·· 28
　　　　2）鎮痙薬，鎮静薬 ·· 29
　　　　3）局所血管収縮薬 ·· 29
　　　　4）挿入する鼻腔の決定 ·· 29
　　　　5）鼻腔麻酔 ··· 30
　　　　　　a．スティック法 ·· 30
　　　　　　b．スプレー法 ·· 31
　　　　　　c．スティック・スプレー併用法 ·· 31
　　　　　　d．注入法 ·· 31
　　　　6）咽頭麻酔 ··· 31
　　　　7）内視鏡挿入時の注意 ·· 32
　　　　8）その他の注意点 ·· 33
　　　　［Memo］鼻腔麻酔―注入法について― ··乾　純和　35

3 咽頭観察と食道挿入法 ···岡村誠介　35
　　A 受診者の体位と呼吸法 ·· 35
　　B 検査医の準備とスコープの把持 ··· 36

C 咽頭観察と挿入法（経鼻挿入） ……………………………………………………… 37
　　　　　1）鼻腔内通過方法 ……………………………………………………………………… 37
　　　　　　　a. 中鼻甲介（下端）ルート ………………………………………………………… 38
　　　　　　　b. 下鼻甲介（下端）ルート ………………………………………………………… 38
　　　　　2）咽頭観察法 …………………………………………………………………………… 38
　　　　　3）食道入口部挿入 ……………………………………………………………………… 38
　4　食道・胃・十二指腸観察 ……………………………………………………… 河合　隆　38
　　　A 食道 ……………………………………………………………………………………… 39
　　　B 胃 ………………………………………………………………………………………… 39
　5　記録画像と二次読影 …………………………………………………………… 細川　治　47
　　　A スクリーニングの2つの方法 ………………………………………………………… 47
　　　B 二次読影 ………………………………………………………………………………… 47
　6　生検 ………………………………………………………………………………… 川田和昭　57
　　　A 経鼻内視鏡（細径内視鏡）専用生検鉗子 …………………………………………… 58
　　　B 正確な狙撃生検を行うために ………………………………………………………… 59
　　　C 抗血栓療法中の生検 …………………………………………………………………… 59
　7　専用車を用いた検診 …………………………………………………………… 池田　聡　60
　　　A 経鼻内視鏡専用検診車について ……………………………………………………… 60
　　　B 経鼻内視鏡検診対象者と可能症例数について ……………………………………… 61
　　　C 経鼻内視鏡専用検診車の構造 ………………………………………………………… 61
　　　D 経鼻内視鏡検査の実際 ………………………………………………………………… 63
　　　E 経鼻内視鏡専用検診車にかかわるスタッフ ………………………………………… 63
　　　F 生検について …………………………………………………………………………… 64
　　　G 出張での内視鏡検査の特性と偶発症対策 …………………………………………… 64
　　　H 検査結果について ……………………………………………………………………… 64
　　　I 経鼻内視鏡専用検診車を使用する内視鏡検診のメリット ………………………… 64
　　　J 検診車運用においての今後の課題と展望 …………………………………………… 64

V　偽陰性対策と事後管理　　　　　　　　　　　　　　　　　　　小林正夫　**67**

　1　偽陰性と見逃し ………………………………………………………………………………… 68
　2　偽陰性の定義 …………………………………………………………………………………… 68
　3　細径内視鏡検査の偽陰性の実態 ……………………………………………………………… 68
　4　細径内視鏡検査の偽陰性対策 ………………………………………………………………… 69
　5　適切な撮影順序と撮影枚数 …………………………………………………………………… 70
　6　ダブルチェックの意義 ………………………………………………………………………… 70

7 所見記載に関する工夫（鼻腔ルート詳細） ……………………………………………… 70

VI 細径内視鏡検査実施にあたっての研修と教育　　川田和昭　73

1 検査医の資格 …………………………………………………………………………… 74
2 研修と教育の必要性 …………………………………………………………………… 74
3 研修と教育の実際 ……………………………………………………………………… 75
　　A 検査医 ……………………………………………………………………………… 75
　　B コメディカル ……………………………………………………………………… 75
　　C 内視鏡検診実施主体 ……………………………………………………………… 75

VII 症例提示　77

症例 1	初回発見例 ………………………………………………… 川田研郎	78
症例 2	初回発見例 ………………………………………………… 圓尾隆典	80
症例 3	初回発見例 ………………………………………………… 川田和昭	82
症例 4	経鼻内視鏡発見例（経口内視鏡偽陰性） ………………… 森　昭裕	84
症例 5	偽陰性例 ……………………………………… 満崎克彦，神尾多喜浩	86
症例 6	偽陰性例 ……………………………………………………… 萩原廣明	88
症例 7	偽陰性例 ………………………………………… 吉村理江，原田直彦	90
症例 8	偽陰性例 ………………………………… 細川　治，真田治人，柳本邦雄	92
症例 9	偽陰性例 ………………………………… 辰巳嘉英，小西英幸，岡本和真	94
症例 10	偽陰性例 ……………………………… 吉村理江，長田美佳子，平川克哉	96

索引 …………………………………………………………………………………………… 99

経鼻内視鏡附置研究会のこれまでの軌跡とこれから

　時代を遡ってみると，古くは故 小黒八七郎先生（旧 国立がんセンター）が日本消化器内視鏡学会の卒後教育講演会で"スコープの径について太径は 13 mm 以上，中径：12～10 mm，細径は 10 mm 以下とするのが妥当である"と講演され，1982 年の卒後教育講演記録集に記載されている．その文章の後にさらに"わずか 1～3 mm の径の相違でも，被検者の苦痛は極めて大きい．それには単に太さのみならず，硬さも関係している…"と述べられている．海外の論文を検索してみると，細径上部消化管内視鏡を同様の言葉として，sedation-free upper GI endoscope あるいは Ultrathin upper GI endoscope さらに narrow-diameter endoscope が使われている．Ultrathin upper GI endoscope と narrow-diameter endoscope は 3.1～6 mm 径の内視鏡を指すようである（Gastrointest Endosc 49：292-296, 1999）．このように，細径スコープは海外においてもどういうものか書かれているが，臨床の場ではほとんど施行されていない．

　わが国では，私の知る限り今まさに，経鼻内視鏡の機運が再び盛り上がっている．実際，細径スコープが開発，提案されたときに比べ，2 度目となる今回は，経鼻内視鏡が拡がる機運は初回に匹敵するか，もしくはそれ以上に感じられる．とすると，初回との違いは何が考えられるであろうか？　日本消化器内視鏡学会において，内視鏡は安全であり，また患者に優しいものであるべきという方針で施行されている．このことが浸透しつつあることと，メディアによって経鼻内視鏡が楽であるという宣伝がなされていることが，この隆盛の一因であると思われる．そして，最初の経鼻内視鏡附置研究会はこのような状況の中で発足されたと思われる．多田正大先生が代表世話人を務められ 3 年が過ぎたところで，一定の指針が出された．しかし，経鼻内視鏡のマニュアル作成までには至らなかった．現在，私が代表世話人を務めさせていただいているが，皆さんの力をお借りして，未解決の課題や新たな課題に 1 つでも多く取り組んでいくつもりである．

一般社団法人 日本消化器内視鏡学会　経鼻内視鏡附置研究会

代表世話人　峯　徹哉

I

胃内視鏡検診における細径内視鏡の役割と意義

胃がん検診における内視鏡検診の件数は，近年著明に増加している．日本消化器がん検診学会全国集計資料集に内視鏡検診が最初に記載されたのは1983年である．そのときに施行していたのは4施設で，受診者数は7,112人であった．その後，受診者数は増加し，平成22年度の消化器がん検診全国集計資料集[1]によると2003年に約7万人，2006年に約18万人，2008年には約27万人，2009年に約30万人，2010年には409,075人となっている（図Ⅰ-1）．この受診者数は年間500人以上の内視鏡検診を行った施設に限定して集計されているため，実際にはさらに多いと考えられる．内視鏡検診はこれまでは経口内視鏡により行われてきたが，細径内視鏡が開発されたことにより経鼻内視鏡による検診が次第に多くなっている．

さて，2006年に作成された『有効性評価に基づく胃がん検診ガイドライン[2]』では，胃内視鏡検診は死亡率減少効果を判断する証拠が不十分であるため，集団を対象として実施することは勧められないとされている（表Ⅰ-1）．このような状況において内視鏡検診を実施するには，内視鏡検診が十分なエビデンスを有していないことを銘記しておく必要がある．また，検査後の追跡調査などの厳重な精度管理が行われなければならない．その他，検診医師のための読影会，研修会，技術トレーニングなどを実施して，内視鏡技術や診断能を一定のレベルに維持することや，検査による偶発症とその対策を十分に把握し，検診として安全に行われるように備えることも不可欠である．内視鏡検診の1つの方法である経鼻内視鏡による検診においても，これらの事項は同様である．

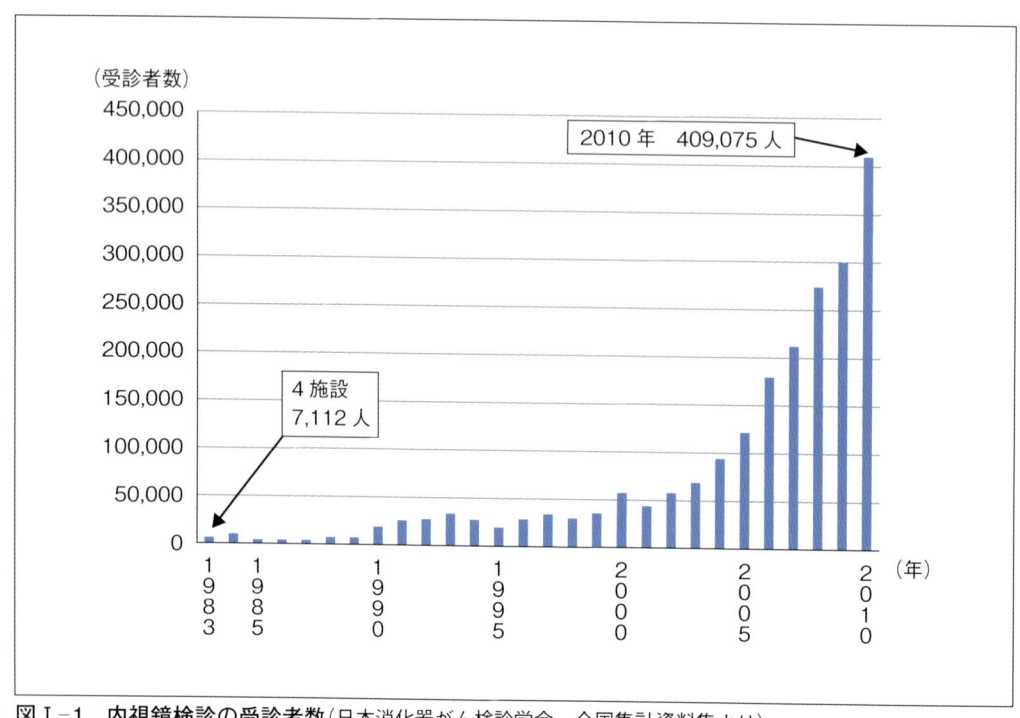

図Ⅰ-1　内視鏡検診の受診者数（日本消化器がん検診学会　全国集計資料集より）

表Ⅰ-1 有効性評価に基づく胃がん検診ガイドライン

検査方法	証拠	推奨	表現
胃X線検査	2++	B	死亡率減少効果を示す相応の証拠があるので，集団および個人を対象として，胃X線検査による胃がん検診を実施することを勧める．
胃内視鏡検査	2-	I	胃がん検診として行うための死亡率減少効果を判断する証拠が不十分であるため，集団を対象として実施することは勧められない．個人を対象として実施する場合には，効果が不明であることについて適切に説明する必要がある．
ペプシノーゲン	2-	I	死亡率減少効果の有無を判定する証拠が不十分であるため，対策型検診として実施することは勧められない．任意型検診として実施する場合には，効果が不明であることについて適切に説明する必要がある．
ヘリコバクターピロリ抗体	2-	I	同上

(平成17年度厚生労働省がん研究助成金「がん検診の適切な方法とその評価法の確立に関する研究」班：有効性評価に基づく胃がん検診ガイドライン．2006より引用改変)

1 細径内視鏡の改良

　オリンパス株式会社より，経鼻挿入が可能な細径内視鏡として1993年にGIF-N30が初めて発表された．この機種は外径が5.3 mmと細くなったが，レンズの洗浄ができないことや鮮明な画像が得られにくいという問題があった．その後，2005年にGIF-N260，2006年にGIF-XP260Nと改良が進み，2010年より市販されているGIF-XP260NSは同社のこれまでの機種に比べて，経鼻挿入にさらに適した軟らかい内視鏡で，光量は旧タイプの約2倍，ライトガイドが2本となった．2012年にはGIF-XP290Nが市販され，視野角140°と広角になり，鉗子チャンネル径は2.2 mmと太くなった．

　富士フイルム株式会社(旧フジノン東芝ESシステム株式会社)からも2003年にEG-470N，2005年にEG-530N，2007年にEG-530N2，2009年にEG-530NWが発売されている．EG-530NWは視野角が140°とこれまでの機種より広角になった．2011年にEG-580NWが販売され，解像度・近接画像の向上が行われた．

　HOYA株式会社からは，2001年にEG-1540，2005年にEG-1580K，2008年にEG-1690K，2010年にEG16-K10が発売された．EG-1690Kからは，上下アングルに加え左右アングルが装備された．表Ⅰ-2～4に細径内視鏡の各社の機器の変遷を示す．

　各社の経鼻内視鏡の改良について，2011年に中田ら[3]は，細径内視鏡の改良を四世代に分けてまとめた．発売当初の第一世代の内視鏡は明るさも解像度も全く不足しており，非常に画質が悪い．第二世代では，明るさも解像度も改善されたが，やはりまだ暗いと言わざるを得ない．第三世代になると，明るさは通常内視鏡にまで改善された．そして最近の第四世代では，画角が120°から，通常内視鏡と同じ140°まで広がり，ほぼ一世代前の通常内視鏡と同等になったとしている．すなわち，解像度がまだ不十分と述べている．しかし，その後に，新機種がさらに市販されており，細径内視鏡機器は通常の内視鏡とほぼ同等のところまできているとも言える．

表Ⅰ-2 細径内視鏡の仕様(オリンパス株式会社)

	GIF-N30	GIF-N260	GIF-XP260N	GIF-XP260NS	GIF-XP290N
発売年	1993年	2005年	2006年	2010年	2012年
視野角	120°	120°	120°	120°	140°
先端部径	5 mm	4.9 mm	5.0 mm	5.4 mm	5.4 mm
軟性部径	5.3 mm	5.2 mm	5.5 mm	5.8 mm	5.8 mm
ライトガイド本数	2本	1本	1本	2本	2本
鉗子チャンネル	2.0 mm	2.0 mm	2.0 mm	2.0 mm	2.2 mm
有効長	914.6 mm	1,100 mm	1,100 mm	1,100 mm	1,100 mm

表Ⅰ-3 細径内視鏡の仕様(富士フイルム株式会社)

	EG-470N	EG-530N	EG-530NW	EG-580NW
発売年	2003年	2005年	2009年	2011年
視野角	120°	120°	140°	140°
先端部径	5.9 mm	5.9 mm	5.9 mm	5.9 mm
軟性部径	5.9 mm	5.9 mm	5.9 mm	5.9 mm
ライトガイド本数	2本	2本	2本	2本
鉗子チャンネル	2.0 mm	2.0 mm	2.0 mm	2.0 mm
有効長	1,100 mm	1,100 mm	1,100 mm	1,100 mm

表Ⅰ-4 細径内視鏡の仕様(HOYA株式会社)

	EG-1540	EG-1580K	EG-1690K	EG16-K10
発売年	2001年	2005年	2008年	2010年
視野角	140°	140°	120°	140°
先端部径	5.3 mm	5.5 mm	5.3 mm	5.2 mm
軟性部径	5.1 mm	5.1 mm	5.4 mm	5.4 mm
ライトガイド本数	2本	2本	2本	2本
鉗子チャンネル	1.9 mm	2.0 mm	2.0 mm	2.0 mm
有効長	1,050 mm	1,050 mm	1,100 mm	1,100 mm

2 経鼻内視鏡検査の受容性

　受診者が内視鏡を受容できるかは，胃内視鏡検診を実施するうえで重要な問題である．経口挿入と経鼻挿入を比較したアンケートの報告[4,5]によると，経口挿入は苦しかったが経鼻挿入は比較的楽であり，次回行うならば経鼻挿入で検査を受けたいと答えた受診者が90%を超えたとの成績が得られている．経鼻内視鏡による検診の普及は，内視鏡検診の受診者数の増加に大きく寄与すると考えられる．実際のところ，近藤ら[6]は経鼻内視鏡により発見された早期胃癌の15例

表Ⅰ-5　経鼻内視鏡による検査の利点

- 苦痛が少ない．
- 検査中の苦痛が少ないため，鎮静薬の必要がない．
- スコープが舌根を圧迫しないので，不快感や吐き気をほとんど感じずに検査を受けることができる．
- 質問をしたいとき，気分を告げたいときなど，医師と自由に話ができ，受診者の安心感につながる．

表Ⅰ-6　経鼻内視鏡による検査の欠点

- 挿入時に鼻痛・鼻出血を生じる可能性がある．
- 通常径の内視鏡と比較して
  ① 画質が劣る．
  ② 送気・送水が弱い．
  ③ 鉗子チャンネルが小さい．
  （吸引力の低下，通電を伴う内視鏡処置ができない）

中4例が，経口内視鏡を拒否したが，経鼻内視鏡による検査ならば受けてもいいという希望を示したため実施され，胃癌が発見されたと報告しており，経鼻内視鏡検査の受容性の高さが，早期胃癌発見につながった可能性があると述べている．

3 経鼻内視鏡検査の利点・欠点

　経鼻内視鏡による検査と経口内視鏡による検査とを比較すると，経鼻内視鏡では前述したように，苦痛が少ないことが大きな利点である．受診者が経口挿入において最も苦痛と感じるのは，挿入の際に生じる咽頭反射である．咽頭反射は舌根部が内視鏡により圧迫されるために出現するが，経鼻挿入では内視鏡が舌根部に直接触れないため，咽頭反射はほとんどみられない．したがって，鎮静薬による鎮静はほぼ不要である．また，検査中に会話が可能なことも経鼻挿入の特長である．検査中に会話ができることが受診者の不安軽減に役立っていると言われている（**表Ⅰ-5**）．

　一方，経鼻内視鏡による検査の欠点として鼻出血，鼻痛が挙げられる．鼻中隔の極端な彎曲がある場合には挿入が困難なことがある．この他，内視鏡が細径であるがゆえにいくつかの問題点がある．①レンズが小さく，光量も少ないこと，②水切れが悪いためレンズが曇りやすく，通常径の内視鏡に比べて画質が若干劣ること，③鉗子口が狭いため生検鉗子自体のカップも小さく，生検の際に十分な組織検体が得られにくいこと，④送気や送水が弱く，通常径の内視鏡に比べて余分な時間がかかる場合もあることなどが挙がる（**表Ⅰ-6**）．このように，経鼻内視鏡を用いた検査は，受診者にとっては楽な検査であるが，内視鏡術者にとっては若干ストレスとなる検査法であるとも言える．しかし，経鼻内視鏡のさらなる改良により細径であることの問題点は次第に解決していくと考えられる．

表I-7　経鼻内視鏡検査の呼吸循環動態への影響

	心拍数		収縮期血圧		酸素飽和度		心拍数×収縮期血圧×10⁻²	
	経鼻	経口	経鼻	経口	経鼻	経口	経鼻	経口
Yagi J, et al. (2005)	<		<		>		<	
Kawai T, et al. (2007)	前値と差なし	増加（食道挿入時）	低下	低下（5・10分後）	差なし	低下（食道挿入後）	差なし	上昇（食道挿入時）
Mori A, et al. (2008)	前値より増加	≒ 増加（挿入2分後）	増加	< 増加（挿入後）	差なし	≒ 差なし		

Kawaiらは検査前値との差を検定.

4　経鼻内視鏡検査の呼吸循環動態への影響

　通常径の内視鏡による検査時に，呼吸循環動態の変動がみられることは以前から報告されている．すなわち，健常者においても内視鏡の経口挿入時から検査中にかけて血圧が上昇し，心拍数が増加する[7]．この変化の原因は，不安や咽頭部に対する機械的刺激による交感神経の興奮と考えられている．渡辺ら[8]は，上部消化管内視鏡検査における検査前値と検査中との循環動態の変化について検討し，血圧は幽門輪通過時に 11.8 ± 18.5％と最も上昇し，脈拍数は食道胃接合部で 13.8 ± 18.6％と最も増加したと報告している．また，藤田ら[9]の報告では，高血圧症などの循環器系合併症をもつ患者は健常者に比べて血圧の上昇がさらに著しいと述べている．しかし，呼吸動態の指標である血中酸素飽和度の変動は，健常者では経口的に内視鏡が挿入されると，一時的に低下が認められるが，全身状態に極端な影響を及ぼすことは少ないとされている[10]．

　経鼻内視鏡による検査での呼吸循環動態の変動（表I-7）については，Yagiら[4]が，汎用経口内視鏡，細径経口内視鏡，経鼻内視鏡の3群を比較し，汎用経口内視鏡は血圧，心拍数，酸素飽和度などが経鼻・細径経口内視鏡に比べて有意に大きいこと，そして経鼻内視鏡では，これらの指標は汎用経口内視鏡に比べて挿入2分後より有意に低いことを報告している．Kawaiら[11]は，心肺系合併症をもたない120名の患者に対して検査前，食道挿入時，5分後，10分後の各時点での呼吸循環動態を，非鎮静下での経口内視鏡による検査と比較検討している．それによると，心拍数は，経口挿入では前処置に比べて食道挿入時に有意に上昇しその後ゆっくり低下したが，経鼻挿入では同様に食道挿入時に心拍数が上昇したものの有意ではなかった．収縮期血圧は，経口挿入では前処置に比べて有意ではないものの若干上昇を示したのに対し，経鼻挿入ではほとんど上昇が認められなかった．酸素飽和度は，経口挿入では内視鏡が挿入されている間に前処置に比べて有意な低下が続いたが，経鼻挿入では酸素飽和度の低下はほとんど認められなかった．Moriら[12]の検討では，細径の内視鏡を用いて，経口挿入群と経鼻挿入群に分けて比較している．血圧と心拍数は挿入2分後から両群ともに検査前より有意に増加し，血圧の変動は経鼻挿入群が経口挿入群より有意に少なかったが，心拍数には両群間に差はみられなかった．酸素飽和度は両群ともにわずかな変化がみられるのみであった．これらの成績や，前述した経口内視鏡により検

表Ⅰ-8 経鼻内視鏡検査の自律神経活動への影響

	交感神経機能(LF/HF)		副交感神経機能(HF)	
	経鼻内視鏡	経口内視鏡	経鼻内視鏡	経口内視鏡
林ら (2007)	変動は軽微	変動は大きい	変動は軽微 <	高値(挿入時)
Mori A, et al. (2008)	前値と差なし <	亢進	前値より低下 ≒	前値より低下

査を実施した際の循環動態に生じた変化を勘案すると，経鼻内視鏡による検査は，経口内視鏡に比べて身体にかかる負担が少ないと考えられる．

　自律神経活動に対する影響については，林ら[13]やMoriら[14]の報告がある(表Ⅰ-8)．林ら[13]は，内視鏡検診の受診者36名に対して通常径(オリンパスGIF-H260, GIF-Q260)，細径(GIF-XP260)，経鼻(GIF-N260)の3群の内視鏡で検査を実施し，連続した血圧の測定や心拍変動スペクトル解析による自律神経活動の変動を比較している．その結果，副交感神経に修飾された交感神経機能を表現するLF値は3群に差はない．副交感神経機能を反映するHF値は経鼻群では変動が軽微である．しかし，細径群では挿入時に他の2群に比べて有意に高値であり，球部挿入時と胃体部拡張時に通常径群に比べ有意に高値である．交感神経機能の指標となるLF/HF値は，経鼻群は変動が軽度であったが，他の2群は変動が大きいとしている．Moriら[14]も自律神経機能の検討を行い，同様の結果を得ている．自律神経活動のアンバランスと重篤な不整脈や突然死は関連があるといわれており，自律神経への影響が少ない経鼻内視鏡による検査は健常者に対しては言うまでもなく，心肺系の合併症をもつ受診者や高齢者に対しても安全であると述べている．

　さて，経鼻内視鏡による検査では経口挿入の場合と若干異なった前処置が必要である．前処置に用いる薬剤による呼吸循環動態への影響について，林ら[13]は塩酸リドカインとアドレナリン混合噴霧群と塩酸リドカイン単独噴霧群に分けて血圧変動への影響を検討している．両群ともに噴霧1分後より血圧上昇がみられ，アドレナリン混合噴霧群ではその後20分間血圧上昇が続いた．前処置に用いる薬剤が患者の呼吸循環動態に影響を及ぼす可能性を示唆している．河合ら[15]は，0.05％ナファゾリン硝酸塩(プリビナ®液0.05％)投与前と投与後20分の心拍数と血圧の変動を調べ，投与前後での有意な差は認められなかった．しかし，本薬剤の副作用を考慮すると，重症の不整脈や心不全患者への使用は控えるべきと述べている．鎮痙薬として抗コリン薬やグルカゴンが使用されるのが一般的である．しかし，伊東ら[16]が実施したアンケートでは，細径内視鏡を使用している施設の70％で鎮痙薬は用いられていないと報告している．経鼻内視鏡による検査では，愛護的に操作をすれば消化管への刺激が少ないため，敢えて鎮痙薬を用いなくてもよいとの見解である．

表I-9 経鼻内視鏡検査と経口内視鏡検査における胃がん発見率と発見早期癌比率

	経鼻内視鏡			経口内視鏡		
	受診者数	がん発見率	早期胃癌率	受診者数	がん発見率	早期胃癌率
川田(2011)	9,834	0.21%	76.2%	1,312	0.23%	―
吉村ら(2012)	17,205	0.23%*	89.7%*	15,305	0.22%	75.8〜84.8%
吉川ら(2012)	10,726	0.30%*	87.5%*	4,009	0.37%	86.7%
乾ら(2012)	3,790	0.53%*	70.0%*	1,218	0.82%	80.0%
萩原ら(2009)	―	0.82%>	63.0%*	―	0.60%	68.0%

＊ 経口内視鏡と差なし ＞ 経口内視鏡より優る

5 経鼻内視鏡検査によるがん発見率

　経鼻内視鏡は，通常径の内視鏡に比べて観察能，生検能，操作性が若干劣るとされている．しかし，経鼻内視鏡による検査においても胃がんの診断能は，通常径の内視鏡による検査と同様でなければならない．これまでの報告によると，経口内視鏡による胃がんの発見率は0.15〜0.82％，早期胃癌率は62.7〜89.9％である[17]．

　川田[18]は，2006〜2009年の4年間における経鼻内視鏡による胃がん発見率は0.21％で，早期胃癌比率は76.2％と報告している．同施設での経口内視鏡検査による胃がん発見率は0.23％であり，経鼻内視鏡検査と大きな差を認めていない．乾ら[19]は経鼻内視鏡検査，経口内視鏡検査の胃がん発見率がそれぞれ0.53％，0.83％，早期胃癌比率は70.0％，80.0％と両者に差がないと報告している．吉村ら[20]の検討では，胃がん発見率は経鼻内視鏡検査，経口内視鏡検査で，それぞれ0.23％，0.22％と有意差はなく，早期胃癌比率も同等であった．吉川ら[21]の報告でも，経鼻内視鏡検査による胃がん発見率が0.30％，早期胃癌比率が87.5％で，経口内視鏡検査による胃がん発見率は0.37％，早期胃癌比率は86.7％と差がないとしている．いずれの報告においても，経鼻内視鏡検査と経口内視鏡検査との比較で，胃がん発見率と早期胃癌比率に差を認めないと報告している．

　一方，萩原ら[22]は内視鏡胃がん個別検診の多施設検討を行っており，経口内視鏡検査での胃がん発見率は0.60％，経鼻内視鏡検査では0.82％と経鼻内視鏡検査がやや高い．発見早期癌比率は，それぞれ63％と68％であり両者間に差は認められない(表I-9)．これらをみると，経鼻内視鏡と経口内視鏡の検査時期が異なる報告や，受診者が検査法を選択する方式を取った報告，無作為化の記載がない報告がある．正確な比較には，これらを厳密にする必要がある．

　経鼻内視鏡検査をさらに普及させるためには，内視鏡検査を行う医師や携わる内視鏡検査技師などのマンパワーの確保とその教育が必要であり，今後の大きな課題の1つである．しかし，細径内視鏡を用いた経鼻内視鏡検査は通常径の内視鏡を用いた検査に比べ，検査に対する受容性も高いことや，経口内視鏡検査に比べて受診者の呼吸循環動態や自律神経活動に与える影響が少な

いことが明らかにされている．しかも，胃がん発見率や発見早期胃癌の比率についても経口内視鏡とおおよそのところ差がないと報告されている．しかし，これには厳密な比較検討が望まれる．今後，内視鏡がさらに改良されることにより観察能が高まることが期待される．これらが達成されれば，胃がん検診の受診者数の増加となり，胃がん発見数の増加につながるであろう．今後，内視鏡検診の死亡率減少効果が証明されることが望まれる．

(芳野純治，小林　隆)

●参考文献

1) 日本消化器がん検診学会：平成22年度消化器がん検診全国集計資料集．p113, 日本消化器がん検診学会, 2012
2) 平成17年度厚生労働省がん研究助成金「がん検診の適切な方法とその評価法の確立に関する研究」班：有効性評価に基づく胃がん検診ガイドライン．2006
3) 中田博也，井口幹崇，前北隆雄，他：経鼻内視鏡検査および通常内視鏡検査による胃腫瘍発見率の比較検討―背景胃粘膜萎縮，*Helicobacter pylori* 感染を考慮して．日消がん検診誌 49：1087-1095, 2011
4) Yagi J, Adachi K, Arima N, et al.：A prospective randomized comparative study on the safety and tolerability of transnasal esophagogastroduodenoscopy. Endoscopy 37：1226-1231, 2005
5) 安田　貢，青木利佳，鳥巣隆資，他：胃がん検診における経鼻内視鏡検査導入の試み．日消がん検診誌 45：27-33, 2007
6) 近藤秀則，春間　賢：胃癌診断における経鼻内視鏡の位置づけ―経鼻内視鏡導入3年間の検討より．Gastroenterol Endosc 53：1634-1639, 2011
7) 度会京子，中澤三郎，芳野純治，他：高齢者における内視鏡検査時の循環動態の検討．老年消化器病 3：127-132, 1991
8) 渡辺千之，隅岡正昭，永田信二，他：上部消化管内視鏡検査時における循環動態変化の検討．Gastroenterol Endosc 40：1248-1258, 1998
9) 藤田力也，工村房二：胃内視鏡検査時に生じた不整脈と心虚血性変化について．Gastroenterol Endosc 17：620-625, 1975
10) 久村正也，村尾　誠：上部消化管内視鏡検査による生体反応の変化について．日老医会誌 18：469-475, 1981
11) Kawai T, Miyazaki I, Yagi K, et al.：Comparison of the effects on cardiopulmonary function of ultrathin transnasal versus normal diameter transoral esophagogastroduodenoscopy in Japan. Hepato-Gastroenterology 54：770-774, 2007
12) Mori A, Ohashi N, Maruyama T, et al.：Cardiovascular tolerance in upper gastrointestinal endoscopy using an ultrathin scope：prospective randomized comparison between transnasal and transoral procedures. Dig Endosc 20：79-83, 2008
13) 林　亨，鳥巣隆資，野村昌弘，他：施設検診への経鼻内視鏡検査の導入(検査時の循環動態の検討)．日消がん検診誌 45：412-420, 2007
14) Mori A, Ohashi N, Tatebe H, et al.：Autonomic nervous function in upper gastrointestinal endoscopy：a prospective randomized comparison between transnasal and oral procedure. J Gastroenterol 43：38-44, 2008
15) 河合　隆，片桐幹統，山岸哲也，他：循環動態からみた上部消化管経鼻内視鏡の安全性．消化器科 44：58-64, 2007
16) 伊東　進，野村昌弘，本田浩仁，他：経鼻内視鏡のための安全な鼻腔麻酔薬と蠕動運動抑制薬．臨床消化器内科 22：1273-1280, 2007
17) 芳野純治，三木一正：胃内視鏡検診標準化の問題点と今後の課題．日本消化器がん検診学会　胃内視鏡検診標準化研究会 (編)：胃内視鏡検診マニュアル，p60-65, 医学書院, 2010
18) 川田和昭：人間ドックにおける経鼻内視鏡胃がん検診を円滑に行うための工夫．日消がん検診誌 49：517-525, 2011
19) 乾　正幸，乾　純和，大和田　進，他：経鼻内視鏡スクリーニングの実態と問題点―住民検診の立場から．胃と腸 47：927-937, 2012
20) 吉村理江，志賀典夫，吉村大輔，他：経鼻内視鏡スクリーニングにおける胃癌偽陰性の検討．胃と腸 47：948-956, 2012
21) 吉川裕之，相田佳代，濱田理一郎：経鼻内視鏡スクリーニングにおける胃癌偽陰性の検討―任意型検診の成績から．胃と腸 47：957-965, 2012
22) 萩原廣明，山下由紀子，八木　茂，他：多施設内視鏡胃がん個別検診における経鼻内視鏡の現況と精度．日消がん検診誌 47：683-692, 2009

II

経鼻内視鏡検査機器と管理

経鼻ルートで挿入することが可能なスコープは，軟らかくしなやかな挿入部を有し，径が6 mm未満でなければならない．このようなスコープを"極細径スコープ"と呼ぶ提案もあるが，通常径，細径と極細径の定義は一般的とはなっておらず，とりわけ細径に関しては10 mm以下や9 mm以下の定義が混在しているので，径に関連した用語にこだわることなく，経鼻挿入する上部消化管内視鏡検査で使用する機器に関して記述する．

1 各メーカーの経鼻スコープの特性

電子スコープの構成の中で，重要な要素の1つである内視鏡先端受光部の小型，軽量化が進み，先端部径6 mm以下のスコープが2000年代以降実用化となった．径の細さとともに，鼻腔深部を圧迫しないようにするために先端硬性部を短くする努力も同時になされた結果，挿入部外径が細く柔軟性に富み，画質，明るさ，水切れ，吸引力，生検の確実性において，10 mm程度のスコープに劣らない4方向スコープが各社から販売されている．2013年9月段階では3メーカー6機種が入手可能である（表Ⅱ-1）．

いずれもプロセッサーや光源装置を搭載したトロリー（システムカート）は各社の経口スコープと共用のものであり，他社のもの，なかには同一メーカーであっても旧型のものは，使用できないためスコープと一括した導入が必要となる．したがって，機種の選定にあたっては自施設の内視鏡部門のあり様を検討し，経口スコープなどのシステム構成を念頭に置かなければならない．経口スコープや拡大観察に優れたメーカーの経鼻スコープが必ずしも優れているわけではなく，実際にスコープを手にとってみる必要がある．

A オリンパス

オリンパスメディカルシステムズ株式会社の経鼻スコープは，経口スコープ部門で市場シェア率の高い光源装置およびビデオシステムセンターの利用が可能である．最新機GIF-XP290Nは先端側の軟らかさを維持しつつ，手元側に適度な"こし"をもたせ挿入性をサポートするデザインとしてある．超小型CCDの採用により高画質化を実現，特に近接観察時には力を発揮する．

表Ⅱ-1　販売されている経鼻スコープ（2013年10月現在）

メーカー	機種	先端部径
オリンパス	GIF-XP260NS	5.4
	GIF-XP290N	5.4
富士フイルム	EG-530NP	4.9
	EG-530NW	5.9
	EG-580NW	5.9
	EG-580NW2	5.8
HOYA（ペンタックス）	EG16-K10	5.2

1 各メーカーの経鼻スコープの特性

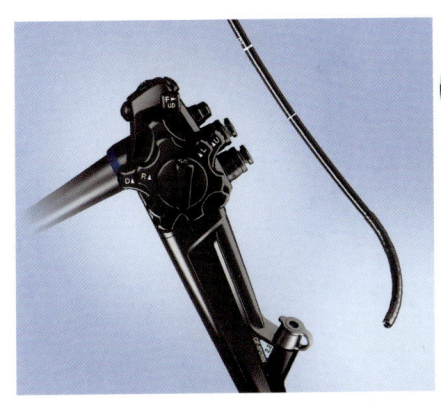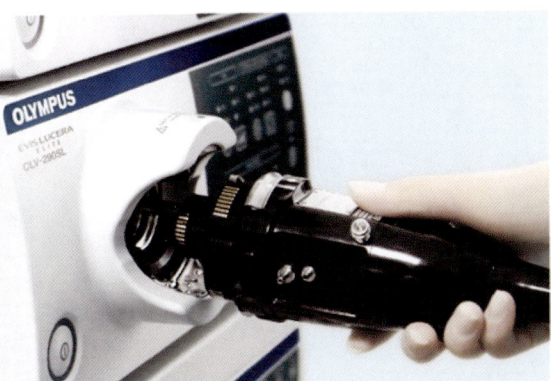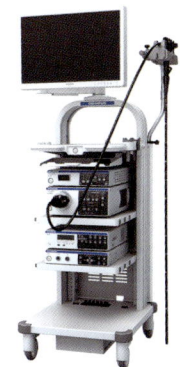

図Ⅱ-1　GIF-XP290Nと光源装置(オリンパスメディカルシステムズ)

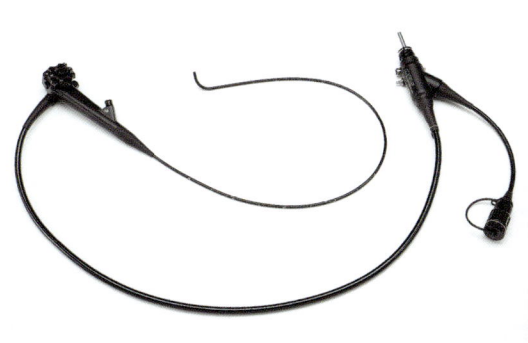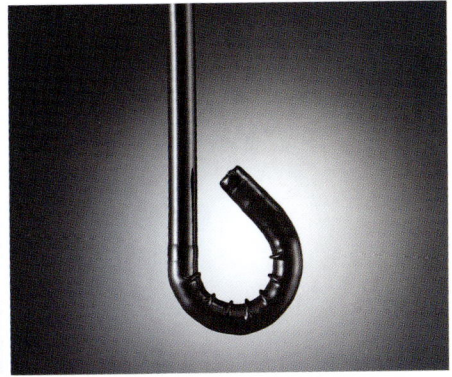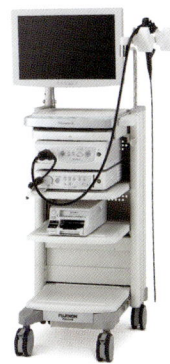

図Ⅱ-2　EG-580NWと光源装置(富士フイルム)

先端部外径 5.4 mm ながら鉗子チャンネル径 2.2 mm を確保し，視野角 140°を実現させ，高周波対応になり，最新の光源装置およびビデオシステムセンターを用いれば，スコープのワンタッチ接続が可能でセットアップもスピーディーになった．さらに，洗浄時の防水キャップも不要で，水漏れ故障の心配なく取り扱える仕様になった(図Ⅱ-1)．

B 富士フイルム

　富士フイルムの経鼻内視鏡 EG-580NW の特長は，経鼻スコープでありながらスクリーニングから術後の経過観察まで対応し，経口スコープと比較しても遜色ない高画質画像にある(図Ⅱ-2)．新開発の独自の画像センサー「スーパー CCD ハニカム」を搭載し，視野角 140°を有し，高い解像度を実現することで微細な血管走行などの描写力向上が期待できる．また，カメラレンズの設計で培った光学技術を駆使・一新し，中心部から周辺部までゆがみを低減した画像の提供および，病変部に 3 mm まで寄ることを可能とし，画質を最適化させ近接撮影における観察性能を向上させている．これらの高性能な画像センサーやレンズに長年蓄積してきた画像処理技術を組み合わせることで，ノイズを低減させたクリアな画像を提供し，病変の早期発見や診断精度の向上をサポートするとのことである．さらに鉗子チャンネル径 2.4 mm の新機種も販売した．

Ⅱ 経鼻内視鏡検査機器と管理

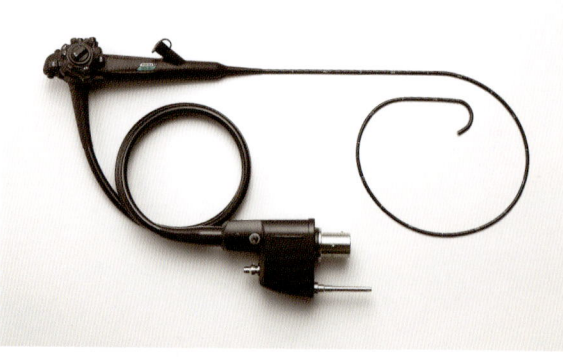
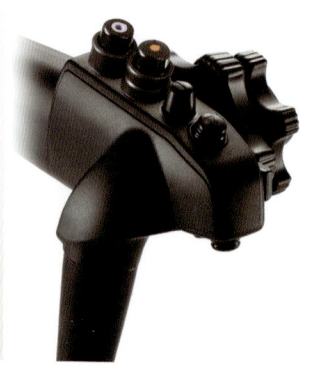
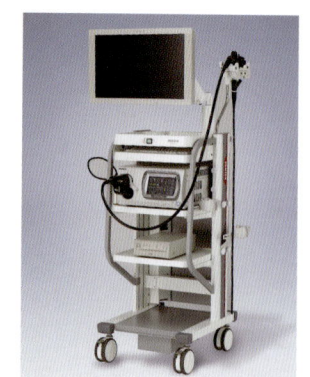

図Ⅱ-3　EG16-K10〔HOYA(ペンタックス)〕

C HOYA

　HOYA株式会社(ペンタックス)の経鼻内視鏡の特長は，細径と柔軟性にあり，スムーズな鼻腔通過と出血率の低減，患者にとって苦痛のない検査の実現をコンセプトとしている．最新機のEG16-K10では，従来機種の持ち味であった先端部径5.3 mm (軟性部径5.4 mm)をさらに0.1 mm細くし，先端部径5.2 mmの細径化を実現した．同時に彎曲部付近の凹凸を極力減らす工夫をし，挿入部の柔軟性は維持するように努めたとのことである．また，持ちやすさを重視した操作部を採用し，検査時における十分な視界確保のためのレンズ洗浄機能の改善，さらに画角を120°から経口内視鏡と同等の140°へと広げ，細径内視鏡の検査のしにくさを改善するよう工夫した(図Ⅱ-3)．アングル角210°，鉗子口径2.0 mm，2ライトガイドを有しており，検査を実施するうえで必要な機能はすべて盛り込まれている．一方で，細径であるがゆえに画質，挿入部の"こし"，送気・送水，水切れなどは経口内視鏡に比べやや劣ることも事実であり，これらの点を現状の細さを維持したまま改善を進めているとのことである．

2 スコープ以外の処置具

A 送水装置

　経鼻内視鏡検査においても，詳細な粘膜面の観察が重要である．注射器を用い鉗子チャンネルを通じて，ガスコン水を噴注して粘液や付着物を取り去ることはよく実施されるが，鉗子チャンネル内に専用チューブを挿入して噴注するポンプである内視鏡送水装置ウォータープリーズAF-WP1(フォルテグロウメディカル)は，経鼻スコープにおいても噴注量とスピードが確保されており，粘膜面の洗浄機能が高い(図Ⅱ-4)．オリンパスメディカルシステムズ株式会社からも同様の目的で内視鏡用送水ポンプOFP-2が販売されている(図Ⅱ-5)．経鼻スコープの場合には

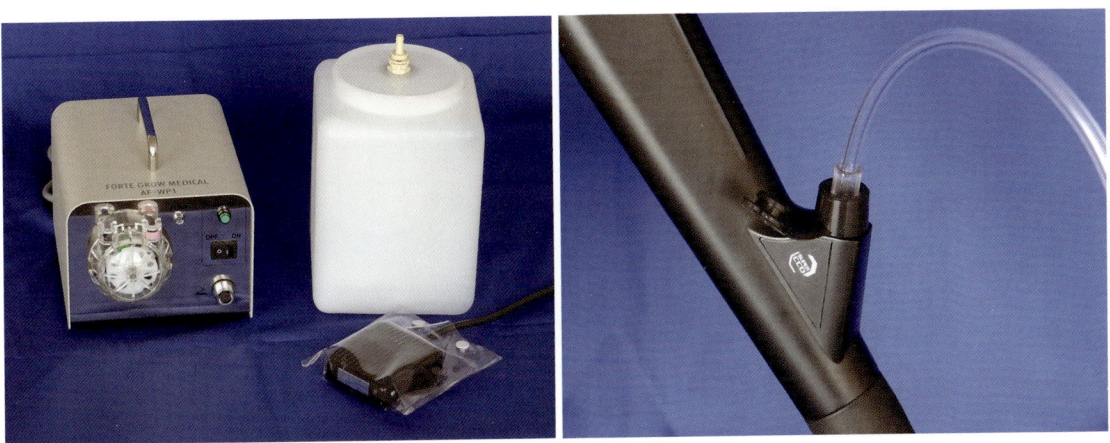

図Ⅱ-4　ウォータープリーズ AF-WP1（フォルテグロウメディカル）

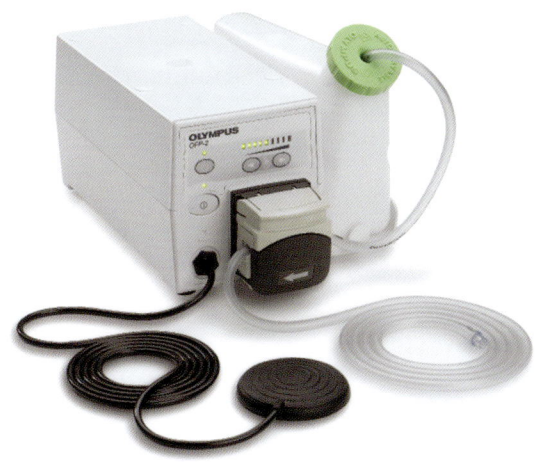

図Ⅱ-5　内視鏡用送水ポンプ OFP-2
　　　　（オリンパスメディカルシステムズ）

吸引機能が優れたものでないと，洗浄したガスコン水などの除去に手間取り，検査時間がいたずらに延長する結果となる．

B　生検鉗子

　経鼻スコープはシャフト部分が細く軟らかいため，生検鉗子を挿入するとアングル操作に支障をきたす．特にターン観察を行いながら生検操作を加えたい場合には，生検鉗子が硬いとスコープが屈曲せず，目的部位に鉗子先端を到達させることができない．各々の内視鏡機器メーカーがスコープとともに販売しているもの以外に，2 mm 程度の鉗子チャンネルから挿入可能で，軟らかい生検鉗子としては SB 生検鉗子（住友ベークライト）やラディアルジョー 4P 細径生検鉗子（ボストン），カプチュラ DBF-1.8-160-S（クック）などが市販されている（図Ⅱ-6）．

III

インフォームド・コンセントとリスク管理

1 インフォームド・コンセントの実際

　経口挿入での検査におけるインフォームド・コンセント(以下，IC)は『胃内視鏡検診マニュアル』(医学書院)に準じて行うのが望ましい．経鼻内視鏡による検査の場合は，特有の経鼻挿入法や前処置，偶発症とその対処法などを記載しておく必要がある．具体的には，①経鼻挿入することでスコープが舌根部に接触することがなくなり，嘔吐反射がほとんどなくなった点，②鼻腔を十分に拡張し，鼻腔粘膜を入念に麻酔する必要がある点，③鼻腔内が狭くて硬い場合には，挿入時の鼻痛やスコープ抜去時に鼻出血が起こる場合がある点などである．

　抗血栓薬を服用中の場合でも，経鼻内視鏡検査は原則可能であるが，対象となる内服薬を検査前に把握しておくべきである．生検で出血が予想される場合は，経口内視鏡による再検査になる可能性のあることも記載しておく．

　参考例として，筆者の施設で使用している「経鼻内視鏡による胃がん検診の説明・同意書」(表Ⅲ-1)を示す．多忙な病院業務のなかではICに十分な時間を割けないこともあるため，筆者の施設ではDVDによるICを行っている[1]．前処置・検査内容や偶発症に関する説明を盛り込んだDVDを見てもらった後に，この同意書にサインしてもらうシステムである．この方法だと前処置や検査の流れを具体的に理解してもらえ，また納得のいくまで反復してDVDを見ることができるというメリットがある．辰巳らもこのIC用DVDを活用しており，その有用性を報告[2]している．

2 偶発症とその対処法

　経口挿入で検査を行う場合の偶発症，薬剤によるものや生検後出血などはその対処法も含め，『胃内視鏡検診マニュアル』を参照していただきたい．経鼻内視鏡検査で最も問題となるのは，使用した薬剤による中毒，アレルギー性ショック，アナフィラキシーショックである．これらへの対処法や準備しておくべき機器や薬剤についても，『胃内視鏡検診マニュアル』を参照していただきたい．

　また，偶発症を未然に防ぐためには，使用する薬剤は必要最小限にとどめるのが原則である．検査前に入念な問診を行い，既往歴，麻酔歴，検査歴，アレルギー歴，内服中の薬剤などを把握しておくべきである．

　経鼻内視鏡検査に特有な偶発症とその予防・対処法について，以下で解説していく．

A 鼻痛

　鼻甲介の粘膜が薄い症例では，スコープとの接触で鼻痛が起こることがある．鼻痛や鼻出血の少ない安全な挿入ルートを確保するためには，血管収縮薬(ナファゾリン硝酸塩など)の作用のピーク(図Ⅲ-1)を待って挿入を開始することが肝要である．ナファゾリン硝酸塩の場合だと噴霧後約15分で作用のピークに達し，十分に拡張した挿入ルートが確保できるようになる．粗雑

表Ⅲ-1 経鼻内視鏡による胃がん検診の説明・同意書

経鼻内視鏡による胃がん検診の説明・同意書

【経鼻内視鏡検査の特徴】
　従来の約半分の細さの軟らかなスコープを鼻から入れて行う検査です．経口挿入と違い，スコープが舌根部（舌の付け根）をこすらないため，嘔吐反射がほとんど起こらなくなりました．検査医と会話ができますので，モニターでご自分の胃の中を見ながら質問も可能です．鼻の奥が狭くて硬いために挿入が不可能な場合が約 700〜800 人に 1 人の割合でみられ，その場合は細いスコープを口から入れることになります．

【検査の目的】
　鼻からスコープを挿入し，食道・胃・十二指腸を観察する検査です．主たる目的は胃がんを，それも早期胃がんの段階で見つけることにあります．血液を固まりにくくする薬（ワルファリンやアスピリンなど）を服用中の方はあらかじめ申告していただき，問診票に記載されている該当する薬に○を付けてください．そのような薬を内服中であっても，経鼻内視鏡検査は原則可能です．しかし生検（組織採取）で出血が予想されるような場合は，従来の太さの経口内視鏡での検査に切り替える場合もあります．

【前処置】
　まず胃の中をきれいにする水を飲んだ後，左右の鼻腔内を拡張するための薬をスプレーします．次に検査する側の鼻腔を選んでもらい，局所麻酔のゼリーを注入します．続いて麻酔のゼリーを塗った軟らかなスティック（チューブ）を挿入して鼻腔内麻酔を行います．経鼻内視鏡検査が初めての方は 2 段階に分けて麻酔を行います．

【偶発症】
①前処置によるもの：局所麻酔薬アレルギー（ショック・呼吸困難・血圧低下など），内視鏡学会調査によるその頻度は 0.0059%，約 17,000 検査に 1 件となっています．薬剤アレルギーのある方，特にリドカインによるショックやアスピリン喘息の既往のある方は必ず申告してください．
②検査によるもの：出血・穿孔などがあります．経口内視鏡の場合，頻度は 0.012%，約 8,300 検査に 1 件と報告されています．
③経鼻内視鏡に特有なもの：鼻痛・鼻出血などがあります．まれに頭痛や歯痛がみられます．鼻出血はほとんどが軽度のもので，数分で止まります．当センターでの鼻出血の頻度は 4〜5% ほどです．
偶発症が発生したときは，最善の処置をいたします．止血困難や穿孔の場合は手術が必要になることもあります．

【検査後の注意】
　検査に使用した側の鼻腔は翌日まで強くこすらないようにしてください．強くこすると鼻血が出る可能性があります．帰宅後に鼻出血が起き，止血できない場合は病院にご連絡ください．
　飲水・食事は検査後 30 分（生検をした場合は 1 時間）したら可能ですが，食事を摂る前に水を飲んでもむせないことを確認してからにしてください．

【生検後の注意】
　検査日の食事は消化のよいものとし，刺激物の摂取は避けてください．長時間の入浴，過激な運動，旅行なども避けてください．

【代替可能な検査】
　バリウム X 線検査（組織採取はできません），経口内視鏡検査があります．

【検査の信頼性】
　胃がんの発見率に関しては，バリウム X 線検査よりも胃カメラのほうが高い（多く見つけられる）とされています．しかし住民検診で実施された場合，胃がんによる全体の死亡率が減少するかどうかは現段階では証明されていません．

上記内容の説明用の DVD を見て納得したので，検査を受けることに同意します．

平成　　　年　　　月　　　日

　患者本人署名

　代理人署名　　　　　　　　　　　　　　　　　（続柄）

静岡赤十字病院　経鼻内視鏡センター
☎ 054-254-4311　内線 3351

Ⅲ　インフォームド・コンセントとリスク管理

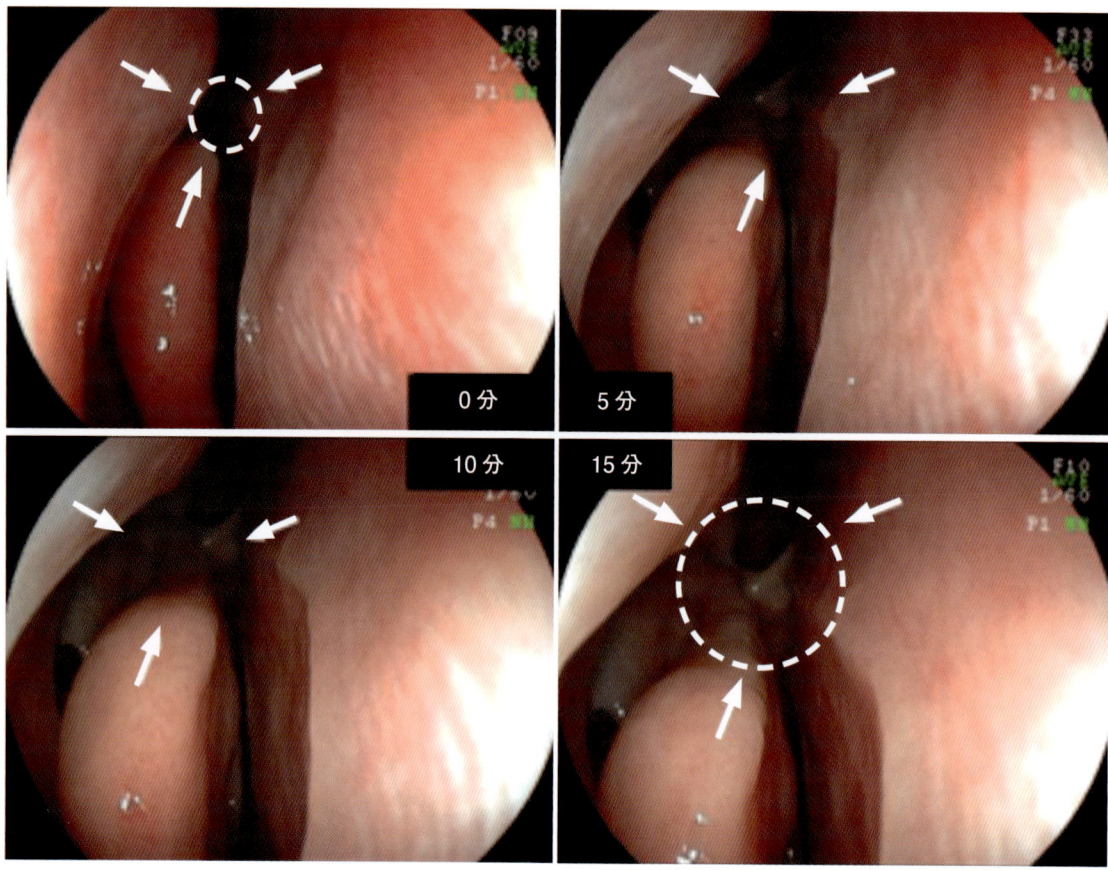

図Ⅲ-1　ナファゾリン硝酸塩は噴霧後15分後で作用のピークに達し，十分に拡張した挿入ルートが確保できるようになる

なスコープ操作も鼻痛の原因となるので，スコープはゆっくりと，少しずつ操作するのが基本である．

B　鼻出血

　ほとんどがスコープの挿入経路となった鼻甲介下端，鼻中隔からの出血（図Ⅲ-2）である．通常経路を視野に捉えた挿入であれば，Kiesselbach部位にスコープが接触することはなく，この部位からの出血は起こらない．経鼻内視鏡の接触で生じる鼻出血は，鼻甲介が硬い症例や鼻甲介粘膜が薄い症例で起こることが多いと考えられる．

　スコープ抜去時に鼻出血を確認したら，再度血管収縮薬を噴霧．30秒ほど鼻翼あたりを圧迫することで止血できる．出血量が多かった症例では，歯科で用いるローラーコットン（図Ⅲ-3）に血管収縮薬を滲み込ませて挿入しておく方法もある[3]．

2 偶発症とその対処法

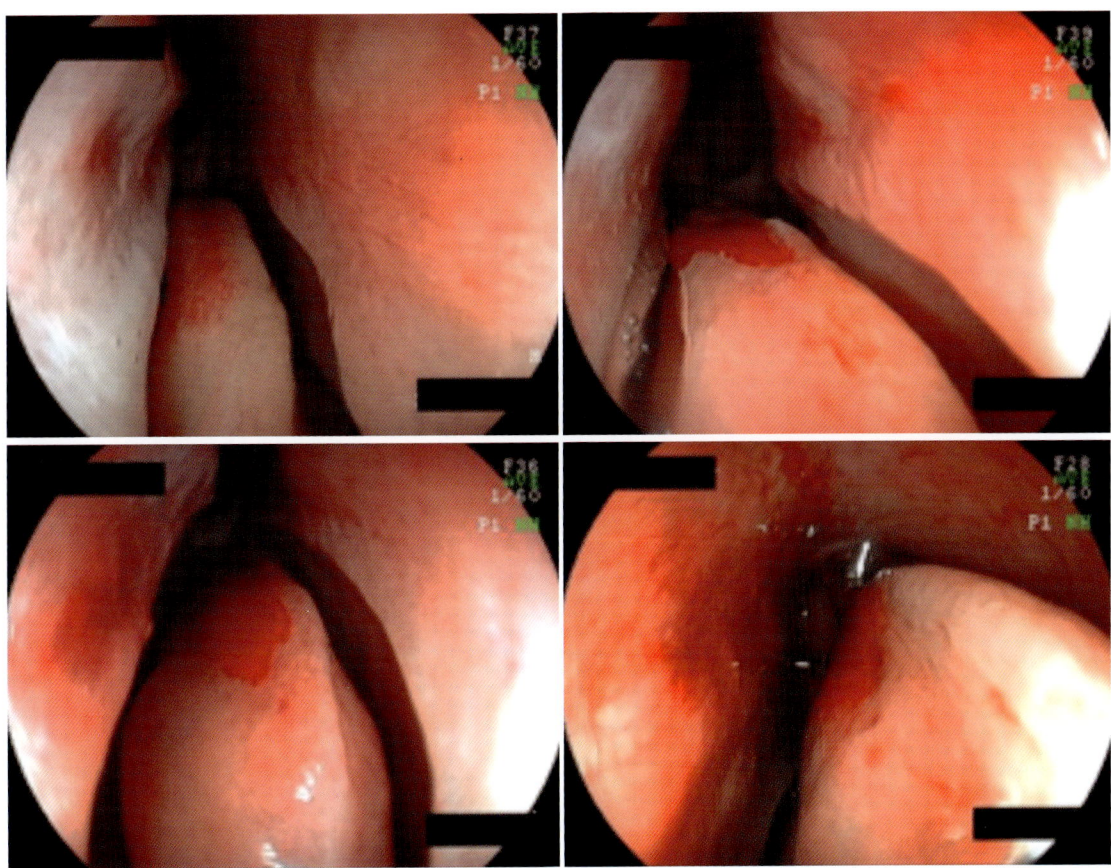

図Ⅲ-2　鼻甲介下端からの出血（Grade 1～2）

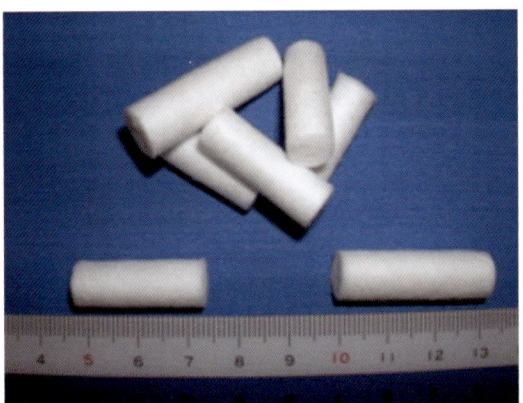

図Ⅲ-3　歯科用のローラーコットン

C　スコープの抜去困難

　抜去時にスコープの接合部が鼻腔内の狭い箇所に引っかかってしまうことが原因と考えられる．特に先端部外径と接合部外径の差が大きいスコープで多く起きるようである．抜去困難となった場合は，スコープに水溶性ゼリーを十分に塗布し，少し奥に送り込んで鼻腔内をゼリーで

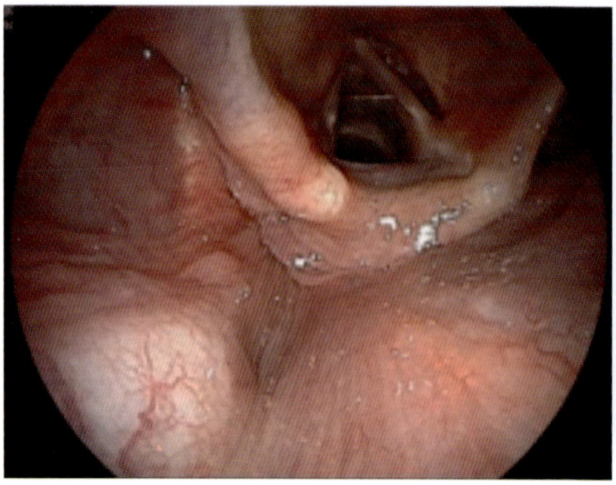

Ⅲ インフォームド・コンセントとリスク管理

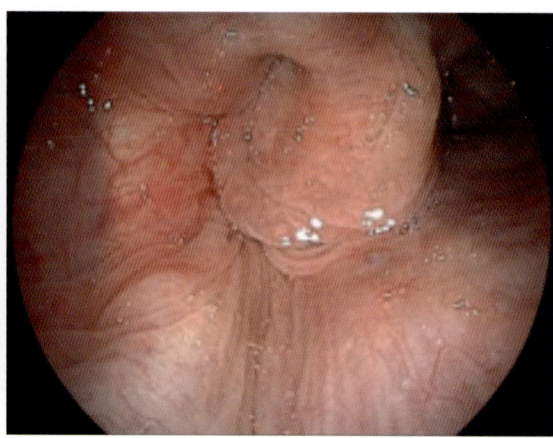

図Ⅲ-4　食道入口部に向かう粘膜ひだ
a：通常観察
b：息こらえ時（Valsalva法）観察

満たしておく．次にスコープを左右に回転させながら少しずつ引いてくると，抜去できるようになる．検査中にこまめに水溶性ゼリーを塗っておくと予防につながる．

D　その他のまれな偶発症

これには歯痛，側頭部痛，梨状窩穿孔などがある．

歯痛や側頭部痛は鼻腔内神経への刺激が，上顎神経を介して上歯槽神経や側頭部の神経を刺激した結果ではないかと考えられる[3]．

梨状陥凹の穿孔は，上部消化管内視鏡検査全般で起こりうる偶発症である．経鼻内視鏡でシャフトが硬めのものを使用する場合は，無理な挿入は厳に慎むべきである．左下咽頭から入口部へと向かう粘膜ひだ（**図Ⅲ-4**）を見つけ，これに沿って正中へとスコープを軽く捻る（振る）ようにすると，梨状陥凹に向かうことなく食道に挿入できる．偶発症を防ぐためにも，初心者こそこの食道挿入法をマスターすべきと考える．挿入が困難な場合は，軽く嚥下運動をしてもらうと挿入しやすい[4]．

（川田和昭）

● 参考文献

1) 川田和昭：人間ドックにおける経鼻内視鏡胃がん検診を円滑に行うための工夫．日消がん検診誌 49：517-526，2011
2) 辰巳嘉英，原田明子，松本貴弘，他：DVDによる経鼻内視鏡インフォームドコンセント（IC）の評価—用紙単独およびDVD併用時の理解度調査より．日消がん検診誌 48：47-54，2010
3) 宮脇哲丸（監），川田和昭（編）：コメディカルのための経鼻内視鏡ハンドブック．日経メディカル開発，2008
4) 三木一正，荒川哲男，齋藤大三：9. 上部消化管内視鏡ガイドライン．日本消化器内視鏡学会（監），日本消化器内視鏡学会卒後教育委員会（責任編集）：消化器内視鏡ガイドライン第3版．pp76-79，医学書院，2006

IV

経鼻内視鏡検査手順

1 適応と禁忌

A 一般的な胃内視鏡検診としての適応

　一般的な胃内視鏡検診の対象は，『胃内視鏡検診マニュアル[1]』に準じ，「各検診実施団体において集約された受診者(注)」である．もちろん，内視鏡検診を希望する個人の受診者も対象としてよい．

　注）この場合の「集約」の意味は検診実施団体によって多様であり，例えば，以下のような場合が想定される．
　　①検診対象年齢による集約（例：40歳以上，または50歳，55歳などの節目検診）．
　　②血清ペプシノゲンや*H.pylori*抗体検査による胃がんハイリスク群としての集約．
　　③内視鏡やX線検査で，慢性胃炎やその他病変などをすでに指摘されており，年1回の経過観察（管理検診）を要する群としての集約．
　　④*H.pylori*除菌治療を受け，内視鏡による定期検診が必要な群としての集約．

B 内視鏡機種からみた適応

　胃がん検診は，原則，全例に経鼻内視鏡を用いてもよいが，以下のような点も考慮が可能である．

1）機種の使い分け

　細径内視鏡（経口あるいは経鼻用）や通常径の内視鏡（経口用）など，多種類の内視鏡を保有する施設においては，以下のような方法で経鼻内視鏡の適応を決めることもできる．
例-1：内視鏡挿入による苦痛軽減目的で使い分ける．

　例えば，通常径よりも細径のほうが苦痛はやや少なく，さらに経口ルートよりも経鼻ルートで咽頭反射が少ないため，楽である．具体的な方法としては，受診者から過去の検査時に経験した苦痛や咽頭反射の程度を問診し，それに応じて相談のうえで機種を選択する．胃内観察時にも嘔吐反射が頻回に出現するケースでは，経鼻内視鏡を用いたほうが安定した観察が可能である[2]．
例-2：胃がんリスクによって使い分ける．

　例えば，胃がんリスクが高いと思われる受診者には高画質の通常径の内視鏡（経口）を用い，リスクが低いと思われる受診者には細径内視鏡を用いるという方法である（機種別の精度に差はないという報告もあるが，検査における術者の負担や生検時の難易度を考慮すると，このような方法も一考に値する）．
例-3：最終的な機種の選択は，上記の1と2を考慮のうえ，受診者の希望も聞いて決定する．

2）特に経鼻内視鏡が有用である場合

　挿入時の咽頭反射が強い場合以外で，経鼻内視鏡が特に有用である場合は，以下のケースのときである．
　①経口ルートでは観察できない上咽頭などを観察したい場合．

②通常径の内視鏡では観察できない狭窄部の肛側を観察したい場合(この場合,細径であれば経口ルートでも構わない).
③開口障害がある場合.

C 相対的禁忌

　一般的な胃内視鏡検診の相対的禁忌は,『胃内視鏡検診マニュアル[1]』に準じる.すなわち,「重篤な心疾患などを有する受診者の場合には,検査で得られる利益と危険度を勘案して対処する」.ただし,経鼻内視鏡検査では,通常径の経口内視鏡検査に比較して自律神経変動が軽微で身体的影響がより少ないため[3,4],心肺合併症のある受診者には比較的許容されやすい.

　抗血栓薬(抗凝固・抗血小板薬)内服中の受診者に対する経鼻内視鏡検査において,鼻出血のリスクは1.5%にすぎないとする報告もあるが[5],実施する場合は適切な前処置とともに出血時の処置法を受診者によく説明しておく必要がある.

　精神状態が不安定な受診者やその他の障害を有する場合も,上の場合と同様に,検査で得られる利益と危険度を勘案して対処しなければならない[1].

　重篤な副鼻腔炎,鼻茸,アレルギー性鼻炎などの耳鼻科疾患がある場合の経鼻内視鏡検査では慎重に対応する必要がある.

D 禁忌

　経口であれ,経鼻であれ,以下の場合は内視鏡検診の禁忌である[1].
①脱水や消化管出血が疑われる受診者
②全身状態の著しく悪い受診者

E 生検の適応と禁忌

　生検が必要と考えられた際は,効率化と受診者負担軽減の面から,検診であっても原則実施する(平成15年7月30日付けの厚生労働省保険局医療課からの事務連絡では,健康診断時の内視鏡検査で実施された生検費用の保険請求が認められている)[1].しかし,出血性素因が疑われる場合や凝固能低下が認められる場合は実施しない.

　また,抗血栓薬内服中の場合の生検は,検診の場においては勧められない.しかし,十分なインフォームド・コンセントによる同意と,トラブル発生時のバックアップ体制が整っていれば(例えば,検査医が経口内視鏡を用いた止血処置を実施できる技量があることなど),『抗血栓薬服用者に対する消化器内視鏡診療ガイドライン[6]』に準じたうえで考慮してよい.以下に同ガイドラインの生検に関する記述を示すが,詳細については原文をあたっていただきたい.

　「内視鏡的粘膜生検は,アスピリン,アスピリン以外の抗血小板薬,抗凝固薬のいずれか1剤を服用している場合には休薬なく施行してもよい.ワルファリンの場合は,PT-INRが通常の治療域であることを確認して生検する.2剤以上を服用している場合には症例に応じて慎重に対応する.生検では,抗血栓薬服薬の有無にかかわらず一定の頻度で出血を合併する.生検を行った場合には止血を確認して内視鏡を抜去する.止血が得られない場合には,止血処置を行う」.

〈安田　貢〉

2 前処置・前投薬

A 検査前日までの注意点

1）検査前日の飲食
　午後9時（検査開始予定時刻の12時間前）以降の食事は禁じるが，脱水予防のため適当量の飲水は検査直前まで可とする．

2）抗血栓薬の服用
　『抗血栓薬服用者に対する消化器内視鏡診療ガイドライン[6]』では，経鼻内視鏡検査時の注意点については記載がないが，原則，休薬せずに安全に実施可能である．ただし，実施する場合は適切な前処置とともに出血時の処置法を受診者によく説明しておく必要がある．

B 検査当日の注意点

1）内服薬
　降圧薬など，休薬により健康状態に支障をきたす恐れのある薬剤は，検査当日も継続して内服する（例えば，朝7時ごろまでにコップ1杯の水またはぬるま湯で内服後，3～4時間程度空けて内視鏡検査を施行する）．

2）禁煙
　検査当日の喫煙は避ける．

3）義歯
　経鼻内視鏡検査ではそのままでもよいが，経口検査では可能なら外してもらう．

C 前処置の前に確認すべきこと

- 受診者が検査を受け入れる気持ちになっているかどうか．
- 同意書の署名を確認．
- 検査の経験，各種薬剤アレルギーやアスピリン喘息既往の有無．
- 心疾患，緑内障，前立腺肥大，感染症の有無の確認．
- 経鼻内視鏡検査では，重篤な副鼻腔炎，鼻茸，アレルギー性鼻炎などの耳鼻科疾患の有無，また鼻腔の手術の既往を確認．
- 内服薬の確認（抗血栓薬の有無など）．

D 経鼻内視鏡検査の前処置

1）消化管ガス駆除薬
　ジメチコンシロップ（ガスコン®ドロップ内用液2％）5 mLを加えた微温湯80 mLを服用．プロナーゼ（プロナーゼ®MS，ガスチーム®）2万単位と重層1 gを加えて，ベッドで体位変換させると，さらに胃内の粘液除去が容易となる．また最近では，粘液の粘度をさらに低下させ，胃内およびレンズ面の洗浄効果を上げる目的で，ガスコン水150 mL（ジメチコンシロップ40 mLを

図Ⅳ-1 0.05%ナファゾリン硝酸塩とJackson式噴霧器

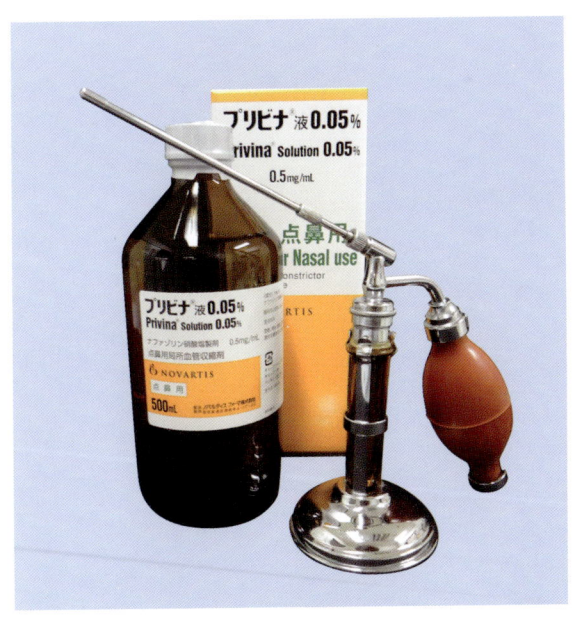

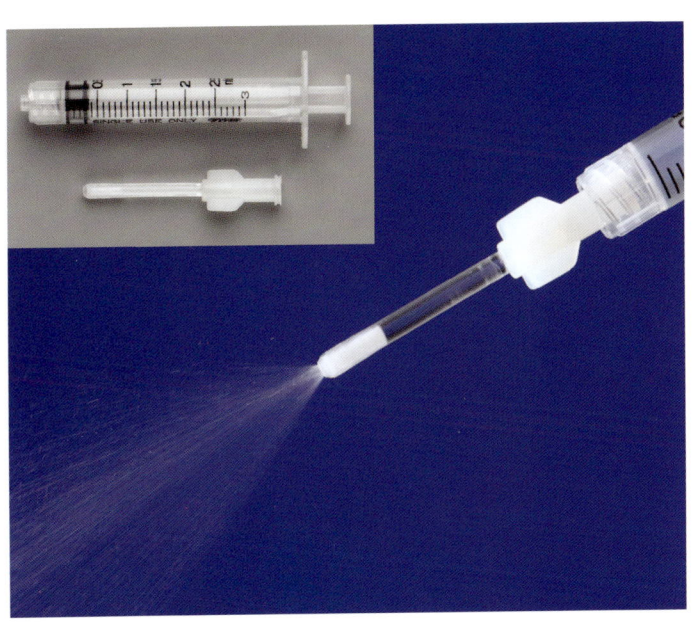

図Ⅳ-2 シリンジ付きノズルによる噴霧(ディスポーザブル)

水1,000 mLに溶かしたもの)を使用する方法も推奨されている[7].

2) 鎮痙薬,鎮静薬

内視鏡検査に伴う偶発症に関する全国調査では,死亡事故の多くが鎮痛薬,鎮静薬,鎮痙薬の使用に起因している[8].したがって,これらの薬剤は検診の場においては原則として使用しないことが望ましい.ただし,胃の蠕動抑制と唾液や胃液分泌抑制のため,年齢や併存疾患を考慮したうえで,鎮痙薬(ブスコパン®)の筋注を考慮してもよい.

3) 局所血管収縮薬

経鼻内視鏡検査では0.05%ナファゾリン硝酸塩などの局所血管収縮薬を,両側の鼻腔内に点鼻(2,3滴),あるいは噴霧しておくことが重要である.点鼻する際の体位は,薬物の耳管への逆流を防ぐために座位で実施する.この際,鼻鏡を用いて外鼻孔を拡張して行うほうが望ましい.点鼻用スプレーやJackson式噴霧器(図Ⅳ-1)を用いると,確実に適量の薬液が鼻腔内に注入される.最近ではディスポーザブルのシリンジ付きノズルも販売されている(図Ⅳ-2).

局所血管収縮薬は,鼻腔粘膜の血管収縮作用により内視鏡挿入時の鼻出血を予防するばかりでなく,麻酔薬の作用時間の延長と局所麻酔薬中毒の防止に役立つ.さらに鼻甲介の収縮によって鼻腔が拡張し,内視鏡の挿入も容易となる.

局所血管収縮薬投与後,十分な効果が発現するまで約15分を要するため,次の鼻腔麻酔の開始は余裕をもって行うことがコツである.

4) 挿入する鼻腔の決定

鼻腔の広さには個人差,左右差があるため,内視鏡医はその人の最も適した挿入ルートを知る必要がある.挿入ルートを誤ると,使用する麻酔薬の増加や受診者の負担にもつながる.

具体的な方法としては,①両側鼻翼を交互に指で押さえて息を吐いてもらって通過のいいほうを選ぶ方法,②鼻鏡(和辻式など)を用いて両側鼻腔を観察する方法,③内視鏡で観察する方

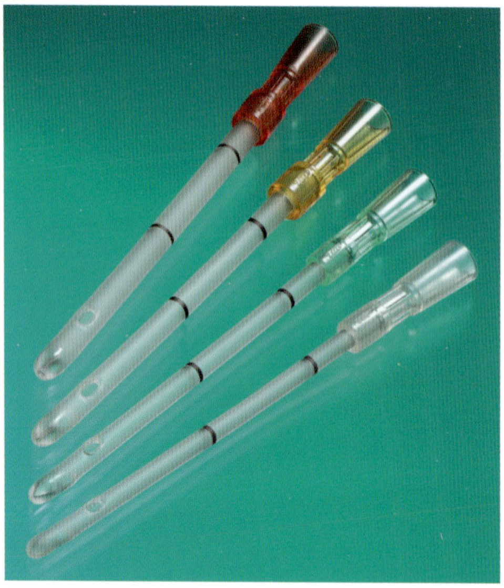

図Ⅳ-3 スティック(写真上から18 Fr, 16 Fr, 14 Fr, 12 Fr)

法などがある．また，鼻腔麻酔時にリドカイン(キシロカイン®)を塗布した綿棒やスティックで直接鼻腔を確認し，適切な挿入ルートを決定してもよい．この場合，検査医は実際の鼻腔の広さを感じることができるため，それに応じたスコープや麻酔方法を選ぶことも可能である．しかし，愛護的に鼻腔を診察しないと，それ自身が受診者の負担となるので注意が必要である．

実際の挿入ルート，スコープ通過時の鼻痛などの情報は記録に残しておき，次回の検査に役立てるようにしておかなければならない．

5) 鼻腔麻酔

経鼻内視鏡検査の鼻腔麻酔については，スティック法を中心として数種類の方法が実施されている．その選択は各施設の運営状況や事情による．どの方法であれ，検査する内視鏡医自身が，時間をかけて丁寧に実施することが望ましい．

局所麻酔薬としてはリドカインを用いる．ショックや中毒症を避けるため，極量の200 mgを超えないようにする．できれば安全を期して100 mg程度の使用に止めておくことが望ましい．

a．スティック法(図Ⅳ-3〜6)

最も基本的な麻酔法であるスティック法[9]は，選択された鼻腔挿入ルートに2％リドカインビスカス注入後(計4 mL程度以下に抑える)，チューブ状のスティックを直接挿入し，短時間留置することによって，確実な麻酔効果を期待する方法である．スティックによって挿入可能ルートを選択することも可能である．スティックのかわりにNélatonカテーテルでも代用可能だが，適用外使用であることに注意する[10]．

スティックに2％リドカインゼリーを塗布後，8％リドカインスプレーを噴霧するため，麻酔効果に優れているが，やや煩雑で手間がかかる手技でもある．また，スティックは愛護的にゆっくり挿入しないと前処置そのものが受診者に苦痛を与えることがあるので注意が必要である．

スティック法には1本法と2本法がある．1本法は2本法を簡略化したものであり，麻酔時間や麻酔総量が少ない．除痛効果，患者負担，簡便性などから考えて，どちらが優れているかとい

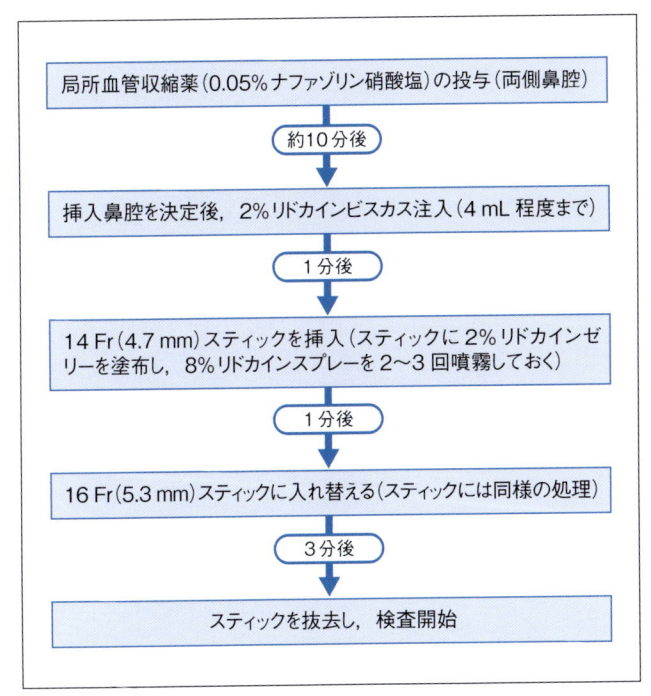

図Ⅳ-4 スティック2本法
リドカイン総量80 mg + α，前処置の時間約15分

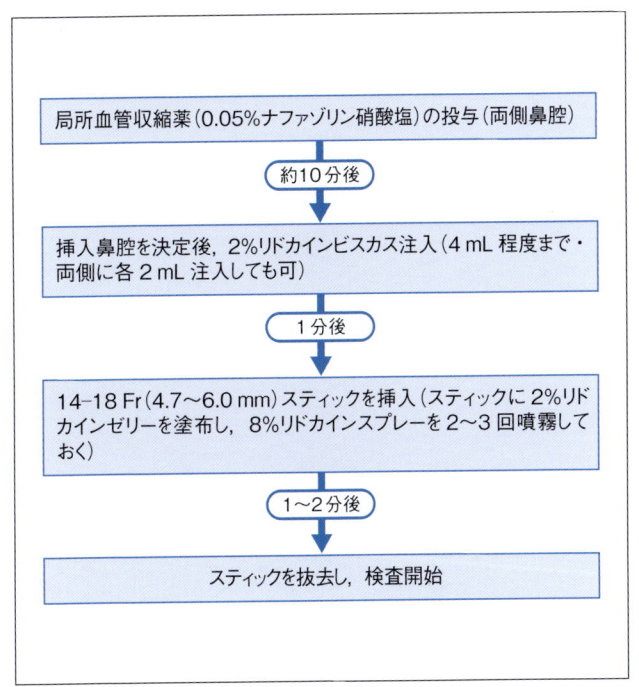

図Ⅳ-5 スティック1本法
リドカイン総量80 mg + α，前処置の時間約13分

うのは意見の分かれるところであろう．

b．スプレー法（図Ⅳ-7）

スプレー法[11]は，Jackson式噴霧器で麻酔薬を鼻腔内にスプレーするだけなので，スティック法に比べて簡便であるが，実際の挿入ルートに必ずしも十分な麻酔が施されない可能性がある．噴霧を2度実施する場合は，リドカインの総量が多くなるので注意を要する．局所血管収縮薬としては，0.1％アドレナリン液が用いられることが多い．

なお噴霧時は，後屈した座位あるいは仰臥位で行い，麻酔薬が気道に入らないように息を止めてもらうようにする．

c．スティック・スプレー併用法（図Ⅳ-8～10）

スプレー法の麻酔効果を補う目的でスティックを併用する方法である．最もよく採用されている方法と思われる．スプレー法とスティック法の処置の組み合わせ方はさまざまであり，代表的な具体例を表に示しておく．

d．注入法〔図Ⅳ-11（34頁）〕

最近，2.8％リドカイン溶液を鼻腔内に注入するだけで効果的な麻酔が実施可能であるという報告がされている[12]．本方法では，挿入鼻腔をあらかじめ決定しておく必要がある．また，麻酔が挿入ルート全域に浸潤するよう，注意して実施する必要がある．場合によってはスティックの併用も考慮する．

6）咽頭麻酔

鼻腔麻酔時に使用した薬剤により下咽頭への麻酔効果が期待できるが，8％リドカインスプレーを咽頭に1回噴霧することで，咽頭通過時の苦痛を軽減できるという報告もある[13]．

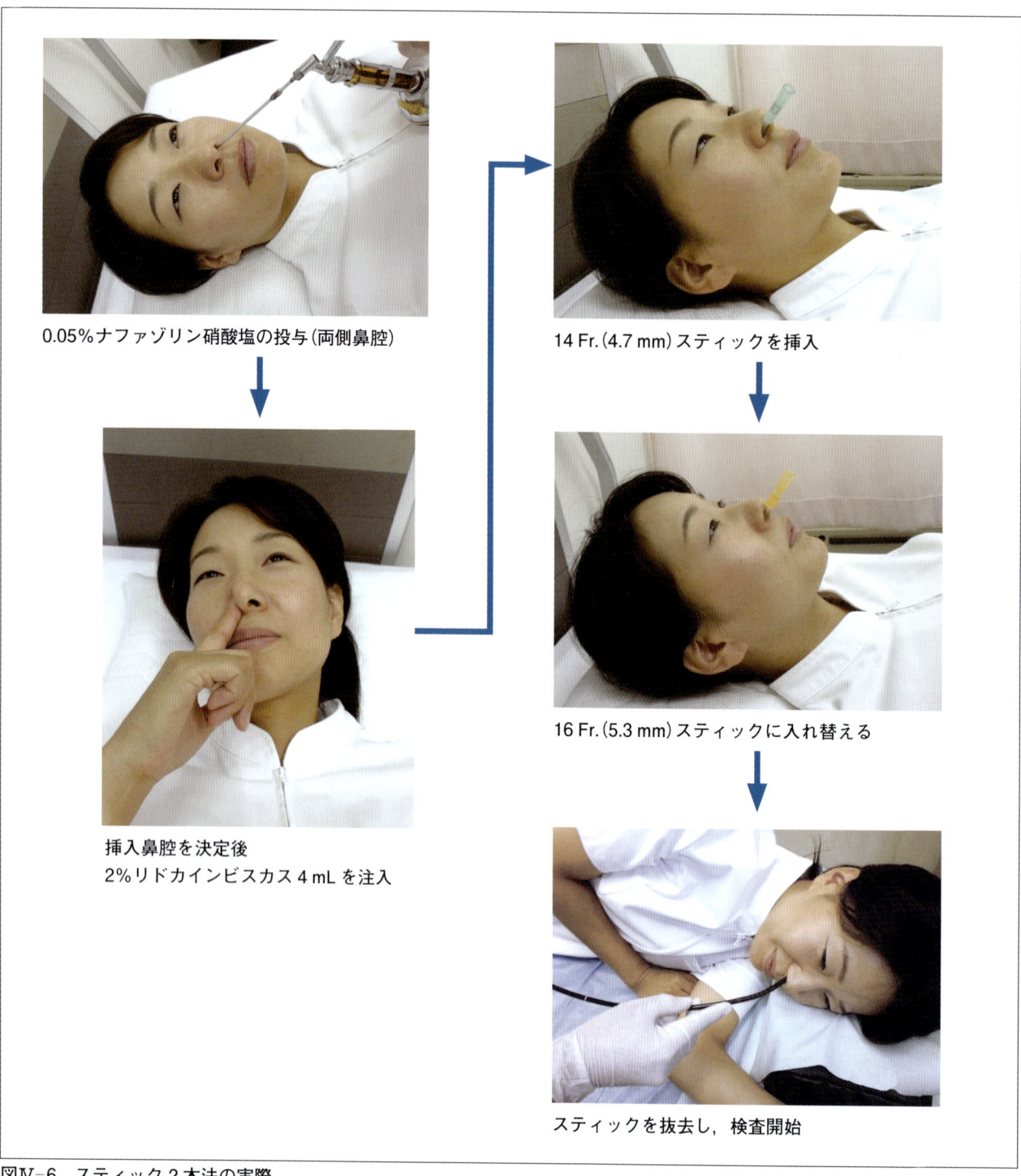

図Ⅳ-6 スティック2本法の実際

0.05%ナファゾリン硝酸塩の投与（両側鼻腔）

挿入鼻腔を決定後
2%リドカインビスカス4 mLを注入

14 Fr.（4.7 mm）スティックを挿入

16 Fr.（5.3 mm）スティックに入れ替える

スティックを抜去し，検査開始

7) 内視鏡挿入時の注意

　　　　鼻腔への挿入時，使用した麻酔薬がスコープのレンズに付着することがあるため，検査前に綿棒で外鼻孔の余分な薬を拭き取っておくことが望ましい．選択された鼻腔ルートに挿入できない場合，反対側も含め，別ルートへの麻酔を追加することもあるが，その際，使用するリドカイン

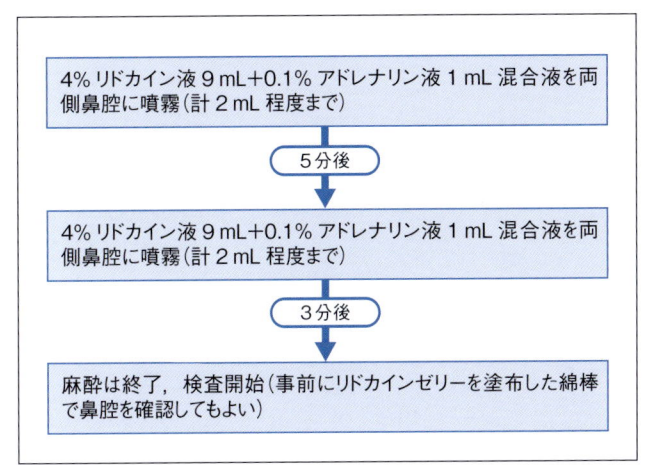

図Ⅳ-7　スプレー法
リドカイン総量144 mg，前処置の時間約8分
（挿入する鼻腔があらかじめわかっていればリドカイン総量は半量で済む）

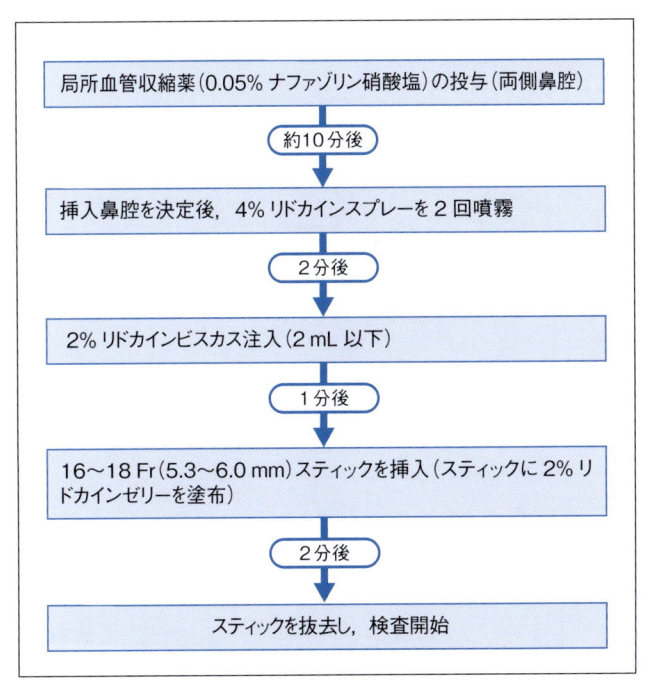

図Ⅳ-8　スティック・スプレー併用法①
リドカイン総量60 mg＋α，前処置の時間約15分

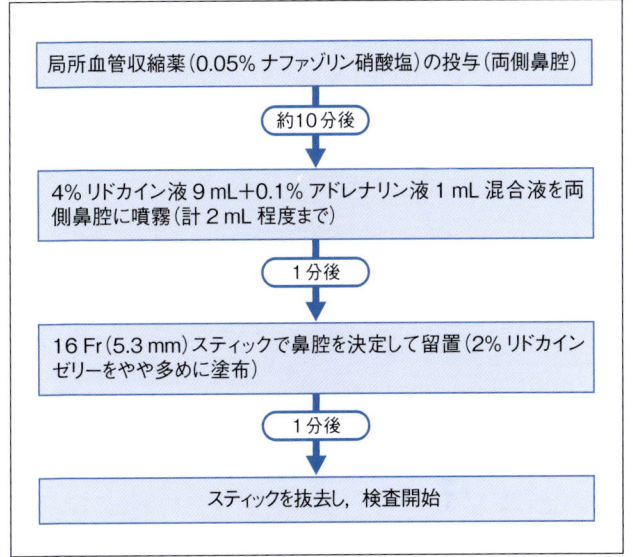

図Ⅳ-9　スティック・スプレー併用法②
リドカイン総量72 mg＋α，前処置の時間約12分
（挿入する鼻腔があらかじめわかっていればリドカイン総量は半量で済む）

の総量に気をつける必要がある．

8）その他の注意点

- 8％リドカインスプレーにはエタノールが含まれているため，鼻腔内に直接噴霧すると粘膜障害を生じる可能性がある．
- 鼻腔麻酔に関しての報告は，アンケート調査結果や経験的なものが多い．また，各施設がそれぞれ独自の方法で実施する傾向があるため，スタンダードといわれる方法は未だ確立されていない．しかし，上記のなかではスティック法を軸とした方法が一般的であり，勧められる．

Ⅳ 経鼻内視鏡検査手順

0.05％ナファゾリン硝酸塩の投与（両側鼻腔）後4％リドカイン液9 mL＋0.1％アドレナリン液1 mL混合液を両側鼻腔に噴霧（計1.5〜2 mL）

16 Fr（5.3 mm）スティックで鼻腔を決定して留置（写真はNélatonカテーテルを使用）

スティックを抜去し，検査開始

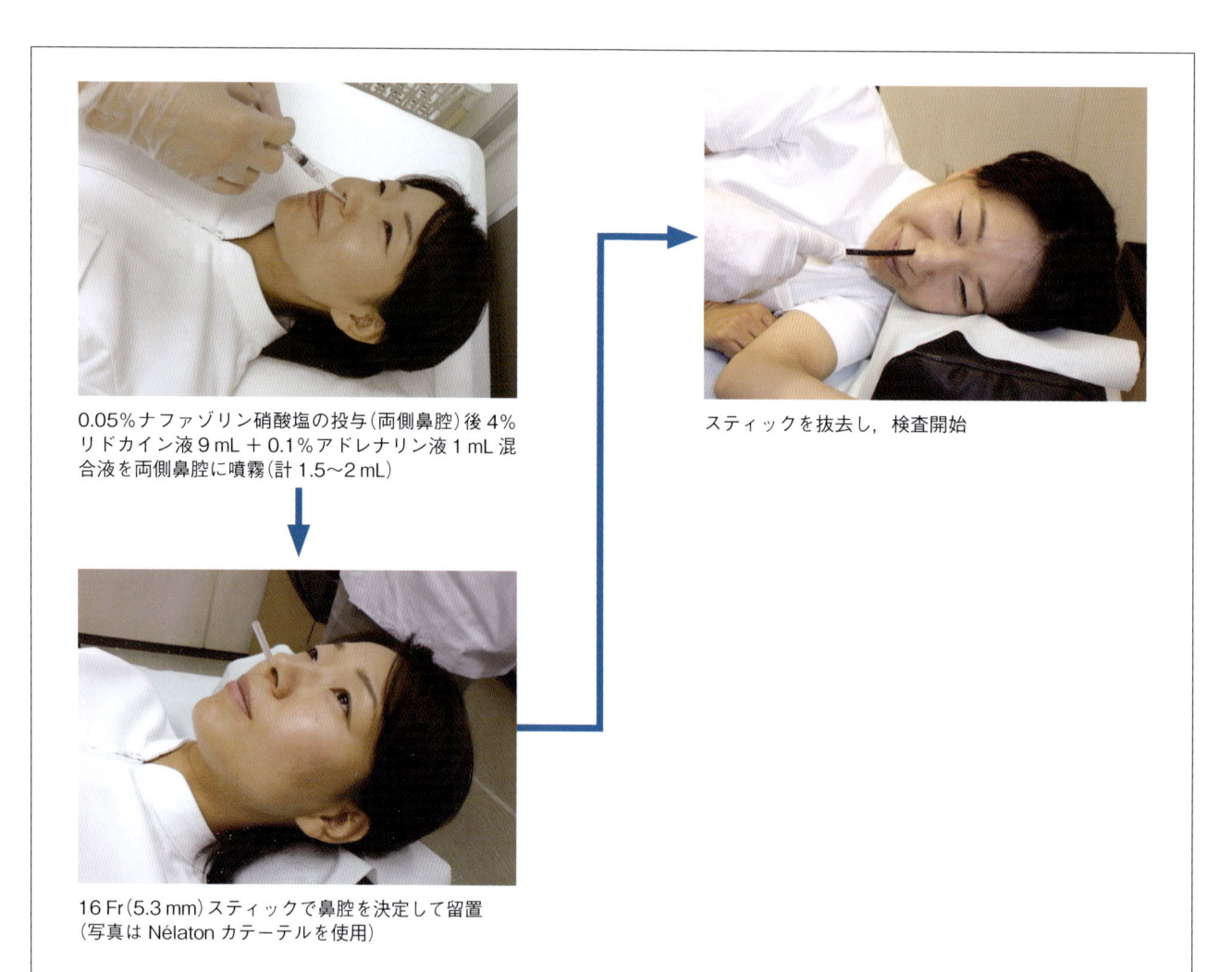

図Ⅳ-10　スティック・スプレー併用法②の実際

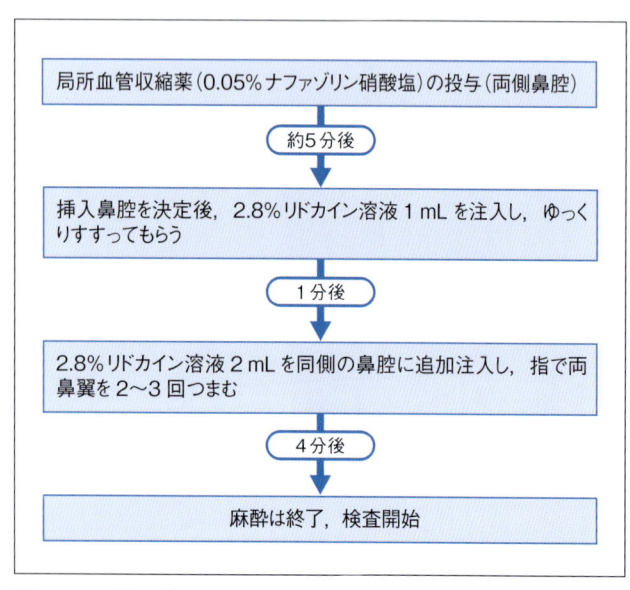

局所血管収縮薬（0.05％ナファゾリン硝酸塩）の投与（両側鼻腔）

↓ 約5分後

挿入鼻腔を決定後，2.8％リドカイン溶液1 mLを注入し，ゆっくりすすってもらう

↓ 1分後

2.8％リドカイン溶液2 mLを同側の鼻腔に追加注入し，指で両鼻翼を2〜3回つまむ

↓ 4分後

麻酔は終了，検査開始

図Ⅳ-11　注入法

リドカイン総量84 mg，前処置の時間約10分

- 内視鏡医は効果的で，効率のよい，安全な鼻腔麻酔法に関して，常に関心をもつことが大切である．自分自身への挿入体験を重視するのではなく，できれば自施設の麻酔法の効果についての受診者アンケートを実施し，適宜改良を加えていくことが望ましい．

(安田　貢)

Memo　鼻腔麻酔―注入法について―

　鼻腔内麻酔には局所麻酔用のリドカインを使用するが，製剤の種類や使用法はさまざまである．主流は他項で詳説されているようにスティック法，スプレー法のようだが，筆者の施設では注入法を当初(2003年)から行っている．

　スティック法を筆者自身も体験したが，2回挿入された感じでやはり注入法のほうが受けやすく，麻酔効果も遜色ないと考えている[1]．

　なお咽頭麻酔は原則不要で，これも経鼻法のメリットと考えているが，経口法の習性で咽頭麻酔を行っている施設もあるようである．いずれにしてもリドカインは極量の200 mg (2%で10 mL)を超えないよう注意が必要である．

　著者らの注入麻酔法を中心とした前処置の必要物品とその流れを右に表示する．

●文献
1) 乾　純和, 大和田　進, 近藤裕子, 他：経鼻内視鏡による胃癌スクリーニングの現状と問題点―地域住民検診の立場から. 胃と腸 43：1230-1240, 2008

(乾　純和)

【必要物品】
- トラマゾリン塩酸塩(0.118%)点鼻用
  (トラマゾリン点鼻液0.118%「AFP」)
- 点鼻容器
- 2%リドカインゼリー　4 mL
- 注射器(5 mL)
- カテーテル(Nélatonタイプ，外径4 mm)
- 舌圧子(金属製)

【検査前処置の流れ】

挿入鼻腔の選択
舌圧子(金属製)を両側鼻孔に当て，「鼻息」をかけてもらい，曇る面積の広いほうを選ぶ

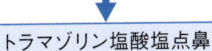

↓

トラマゾリン塩酸塩点鼻
坐位で0.3~0.4 mL (約5~6回噴霧)を両側鼻腔に点鼻後5分間置く

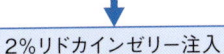

↓

2%リドカインゼリー注入
坐位で2%リドカインゼリー 4 mLを5 mL注射器付きNélatonカテーテル(6号)を用いて挿入予定鼻腔に2 mL注入，その後綿柱(歯科用コットンロール)を鼻腔につめ5~10分置き再度2 mL注入し，綿柱をつめ検査直前に抜去する
※以前は麻酔に2%リドカインビスカスを使用していたが，麻酔が喉に回ってしまう不快感を訴える人が多く，検査後もしばらく鼻炎症状があるとのことで，現在は2%リドカインゼリーを使用している．リドカイン総量80 mg

(乾内科クリニック)

3　咽頭観察と食道挿入法

基本的には『胃内視鏡検診マニュアル』に準ずる[1]．

A　受診者の体位と呼吸法

　左側臥位で施行することが勧められる．半臥位での検査も可能であるが，口腔内に唾液が貯まった場合の排除が難しい．肩と首の力を抜き，右手は腰の方向に伸ばしスコープ操作の邪魔に

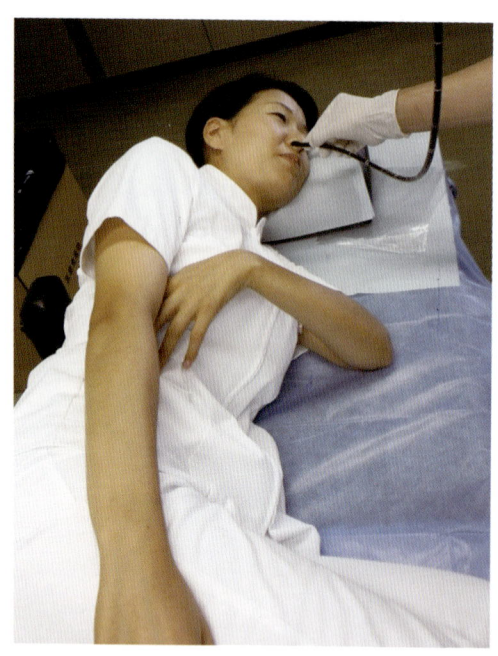

図Ⅳ-12　受診者の体位と挿入の様子

ならないように腹部に添えるか，ガーゼを保持し唾液を出してもらってもよい．腹部の力も抜き膝関節は屈曲する．枕の高さを調節して，頭頸部と体幹をまっすぐにさせる(図Ⅵ-12)．顎をやや突き出したいわゆる'臭いを嗅ぐ体位'にすると，咽頭が拡がり食道への挿入も容易になる[14]．

B　検査医の準備とスコープの把持

①検査医は手袋とマスクを着用して唾液や胃液中に存在する*H.pylori*菌などの微生物感染を防御し，また媒介者とならないように注意する．検査用の術衣を着用するか，ディスポーザブルのエプロンを着用し，眼鏡もしくはゴーグルも装着するほうが望ましい．

②受診者用モニターを用いると受診者に説明をしながら検査が施行可能であり，経鼻挿入の場合には非常に有用である[15]．

③経鼻スコープを使用する前に内視鏡機器のチェックを必ず行う．送気・送水・吸引，上下左右のアングルがスムースに動き，アングルロックがフリーであることを確認する．レンズ面の汚れ，色の調整(ホワイトバランスなど)も必ず確認する．また，スコープに潤滑用ゼリー(リドカインを含まないものが推奨される)を塗布する．

④スコープのアングル操作部は基本的に左手で操作し，上下アングルと左右アングルを同時に操作することが重要であるが，噴門部などで十分な動きをもたらすためには右手を使用する場合もある．細径スコープは通常のスコープより軟らかいため，右手はスコープの先端から10 cm 程度の部位を持って挿入するが，経鼻挿入の場合は，鼻腔に挿入したのちは受診者の鼻の近くを保持したほうが，スコープが撓まず操作しやすい．挿入前に保持したスコープの軸を確認する．すなわち左手で保持している方向と右手で保持している方向がずれていると，スコープを意図した方向に進めることができない．

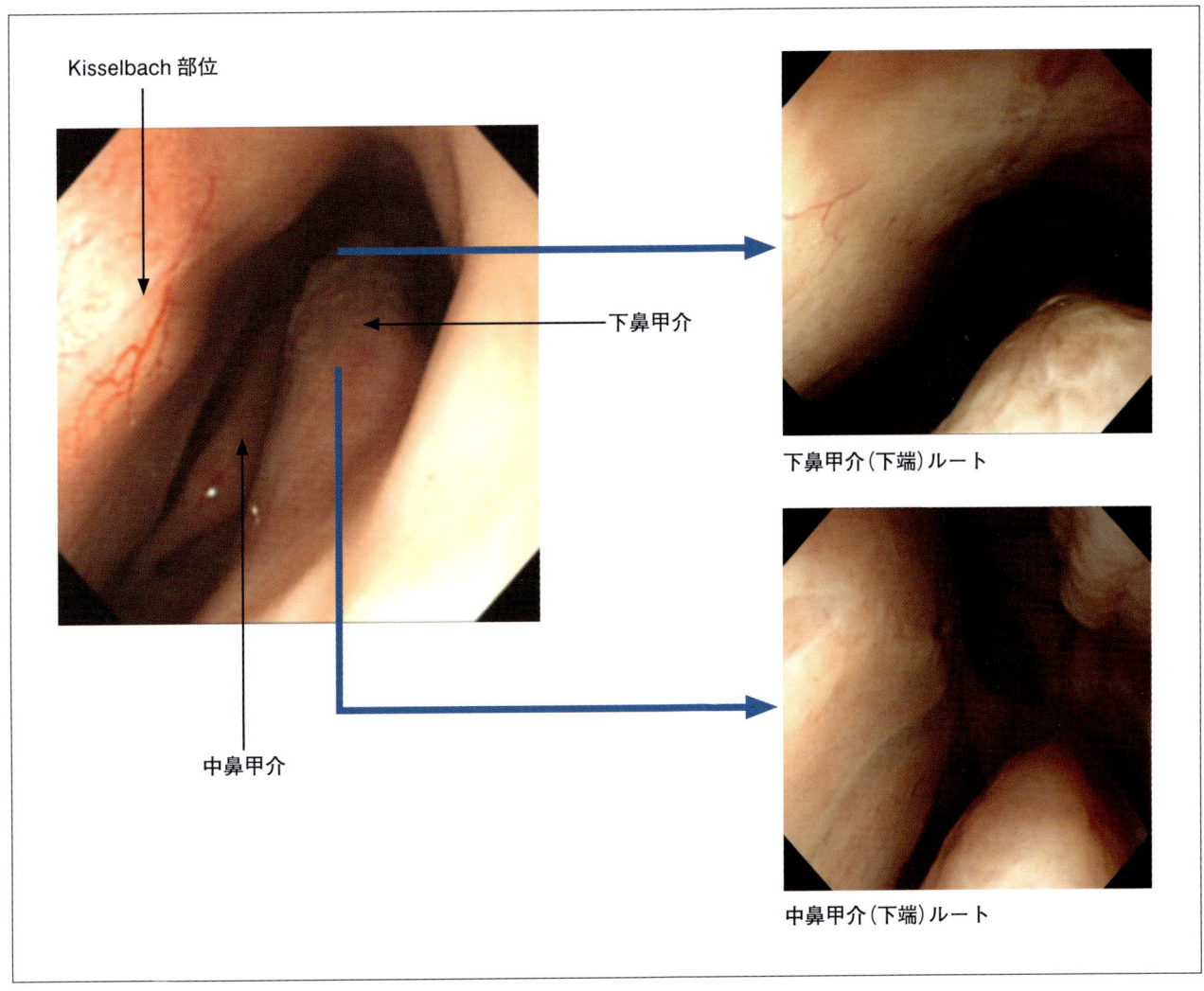

図Ⅳ-13 鼻腔内通過方法(右側より挿入した場合)

C 咽頭観察と挿入法(経鼻挿入)

1) 鼻腔内通過方法(図Ⅵ-13)

　　まず鼻の解剖と内視鏡画像では実際の鼻腔と上下左右が反転した像になることを理解することが必要である．挿入ルートは中鼻甲介(下端)ルートおよび下鼻甲介(下端)ルートがあり，左右の鼻腔の最も通過しやすいルートを選択する．左右鼻腔の通気性は時間とともに変化するため，痛みや抵抗があれば迷わず受診者の自己申告と違うルートを選択する．また所見用紙には所見とともに鼻腔の選択，状態を必ず記載しておくことが必要である[15]．スティックを使用した場合は，スティックが挿入されていたルートを第一選択とするが，挿入が不能であれば他のルートでの挿入を試みるか，または経口挿入へ変更したほうがよい．痛みや出血を避けるためには，鼻中隔にはなるべく接触しないようにスコープを操作する．代表的な挿入ルートは以下の2つに大別される．

a. 中鼻甲介(下端)ルート

スコープを鼻腔内に挿入すると，まず下鼻甲介が見えてくる．鼻中隔と下鼻甲介の間にスコープを進めると中鼻甲介に達する．中鼻甲介の下端にスコープを進めていくと上咽頭への入り口となる後鼻孔が見えてくる．この部位が最も狭い部分であるので，スコープを左右に動かしながら少しずつ広い部分を探して進める．

b. 下鼻甲介(下端)ルート

鼻腔内に挿入しまっすぐスコープを進めると，下鼻甲介下端に見える最も内腔の広い部分から後鼻孔に達する．中鼻甲介(下端)ルート同様にスコープを左右に動かしながら少しずつ広い部分を探して進めるが，上咽頭からの挿入は中鼻甲介(下端)ルートより角度が急になるためアップアングルを強めにかける必要がある．

後鼻孔が閉じている場合は'鼻をかむ動作'をしてもらうと拡がり挿入しやすい．

2) 咽頭観察法

上咽頭に達したところでゆっくりアップアングルを掛けると，中下咽頭に進む(時に上咽頭が狭い場合があるが，息を吸い込んでもらったり鼻をかむまねをしてもらったりすると上咽頭が拡がりやすい)．この部分でスコープは鼻道上壁(頭蓋底)に当たり痛みを生じやすいため[16]，愛護的に操作する．またスコープの先端が中咽頭に挿入されているにもかかわらず，抵抗を感じることがある．この場合スコープの先端硬性部と軟性部のつなぎ目が鼻腔内の狭い部分に当たっているので，スコープをゆっくりとねじると抵抗なく通過できる．中咽頭からゆっくりと左梨状窩まで進んでいく．

3) 食道入口部挿入

スコープが軟らかいためアップアングルを少し緩めるか，軽くダウンアングルを掛けると挿入しやすい．軽く嚥下してもらうほうが挿入しやすいが，食道挙上筋の収縮時(嚥下時)に挿入するとスコープで損傷して出血の原因となるため注意する．梨状窩で軽い抵抗を感じて挿入路を見失った場合は，1～2cm引き戻して挿入路を確保する．食道入口部にスコープが到達したときの軟らかい右手の感触を覚えておくことが上達するコツと考える．

(岡村誠介)

4 食道・胃・十二指腸観察

経鼻内視鏡を始める医師で経口内視鏡の経験がない医師は皆無と思われるので，今回は通常，経口内視鏡を行っている医師が経鼻内視鏡を初心者として行う際の観察に関するポイントを中心に述べる．

経鼻内視鏡における診断の基本として，①近接観察，②画像強調観察，③ゆっくり丁寧な観察が基本である．もちろん前処置として消泡剤，蛋白分解酵素製剤の併用(当施設ではプロナーゼを行っている)，さらに食道・胃内の粘液・泡を十分に洗い落とすことは経口内視鏡と同様に重要である．

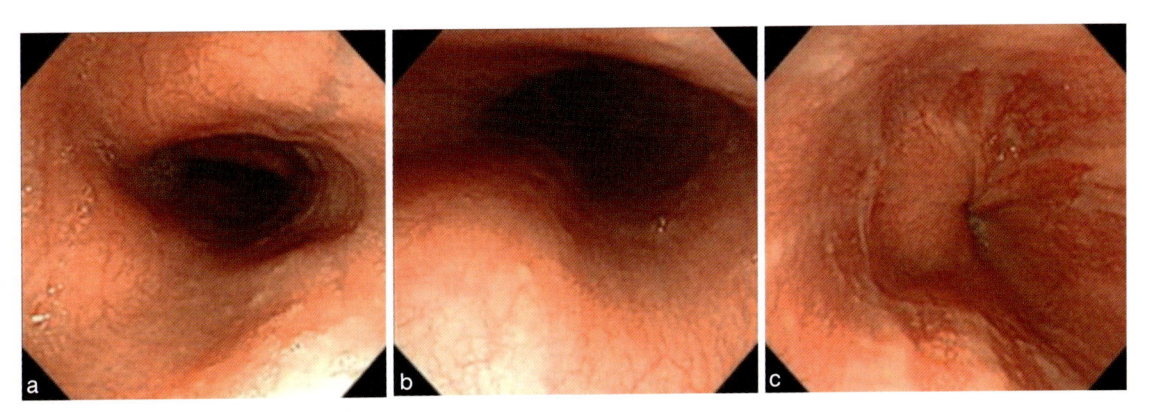

図Ⅳ-14 食道撮影（視野角120°）
a：上部食道
b：中部食道
c：食道・胃接合部

A 食道

　細径スコープのシャフト反発力が低い（いわゆる"こし"がない）ため，スコープを食道の管腔の中心に保ちにくい．ゆっくりとスコープを進め，管腔の中心になるように上下・左右アングルの操作が必要となる．スコープを食道に挿入したら，経口内視鏡と同様に上部食道（図Ⅳ-14a），中部食道（図Ⅳ-14b），下部食道，食道・胃接合部（図Ⅳ-14c）と順に観察する．経鼻挿入の場合，患者は嚥下可能なため，嚥下に伴う蠕動運動が経口内視鏡に比べ多い．したがって可能な限り唾液を吐き出すように指示し，蠕動消失を待ってから観察する．さらに経口内視鏡と比較すると，粘膜の血管透見像の観察能がやや劣るため，可能な限り画像強調観察（NBI，FICE，i-scanなど）の画像処理観察を行うとともに，血管透見像などの異常があれば，積極的にヨードによる色素撒布を併用することが重要である．画像強調観察であるNBI併用観察において食道病変視認性が向上すると報告されている[17]．画像強調観察にてbrownish areaなどの所見があれば，随時詳細に観察する．

B 胃

　通常の経口内視鏡にて行う観察方法に準じて行うため，経口の観察法（『胃内視鏡検診マニュアル』[1]）も参照されたい．経鼻内視鏡では，経口内視鏡に比べ，体部後壁が全体に観察しにくい．先に述べたように従来径スコープに比べ，細径スコープのシャフトの反発力が少ないためと思われる．もちろん従来の経口スコープでも観察しづらい胃角部後壁，体上部前壁はより慎重に観察すべきである．胃内のスクリーニング観察順序としては，A法：噴門から順行性に観察して戻ってくる方法と，B法：幽門に進んでからターン観察で噴門穹窿部に戻り，ターンを外して見下ろし観察する方法の2つがあるが，筆者が臨床的に専ら行っているB法に従って記述する．
　スコープを胃内に挿入したら，胃液および胃内の空気を吸引しながら前庭部まで進めていく．経鼻スコープは経口スコープのように胃を伸展させた状態で進めると，胃内で軸がずれて挿入さ

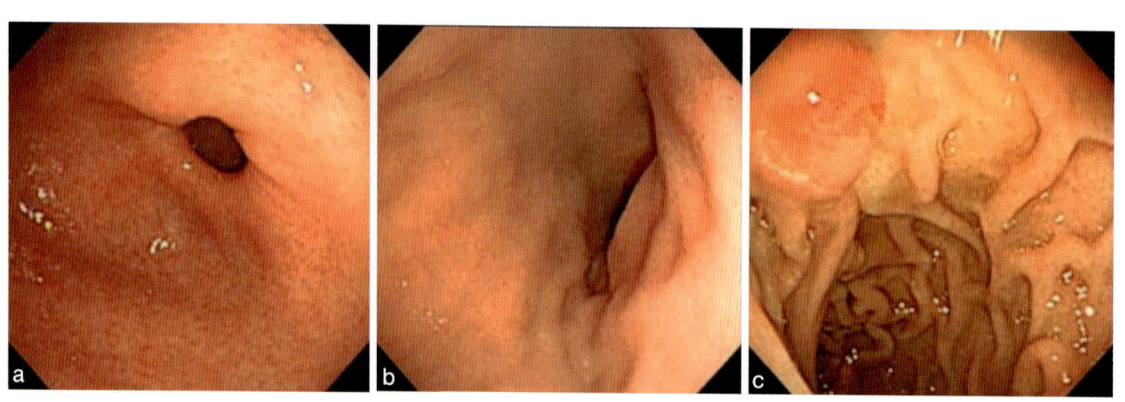

図Ⅳ-15　幽門輪と十二指腸（視野角120°）
a：幽門輪
b：球部
c：下行脚

れてしまい十二指腸球部に挿入しにくいということがある．
　次に観察は以下のように行う．まず，前庭部，幽門部を観察し，幽門挿入前に幽門輪を観察して球部，下行脚とスコープを進め十二指腸乳頭を観察する（図Ⅳ-15）．下行脚は胃がん検診を目的とした場合は観察範囲外とされるので，画像記録は必須ではなく，レンズ面に粘液が付着する可能性がある場合はむしろ球部より深部への挿入を避ける．胃内に戻り，十分に送気しながら，前庭部の小彎，後壁，大彎，前壁と観察する（図Ⅳ-16）．胃角部は，小彎，前壁，後壁，さらに胃角裏小彎も観察（図Ⅳ-17）する．その後，後壁側を中心に体下部小彎からJターンにて体中部，体上部とスコープを引き上げながら観察する〔図Ⅳ-18（42頁）〕．穹窿部では胃液を十分吸引する〔図Ⅳ-19（42頁）：矢印〕とともに噴門部とともに近接・遠望にて観察する（図Ⅳ-19）．さらに前壁を中心に体上部からスコープを体中部，体下部と見上げの観察〔図Ⅳ-20（43頁）〕をしながらスコープをプッシュし，胃角まで来たらJターンを解除する．次いで前庭部大彎から見下ろし観察を順次行っていく．胃角対側大彎，体下部から体上部まで前壁，大彎，後壁，小彎とローテーションしながら観察・撮影する〔図Ⅳ-21（43頁）〕．体部前壁・後壁の観察が接線になる場合，図Ⅳ-22（44頁）下段のように空気量を少なくして，前壁・後壁をよく観察する．この際，特に体上部後壁〔図Ⅳ-23b（44頁）〕は一般に"棚"と呼ばれ解剖学的に胃が背側に屈曲していたり，体上部前壁〔図Ⅳ-23c（44頁）〕は接線となったり観察しにくい部位であるため，丁寧にゆっくり観察する．さらに体上部大彎はひだの間に病変が隠されてしまう可能性もあり，十分伸展するまで送気して観察する〔図Ⅳ-23d（44頁）〕．観察順序に関しては，各施設や検診実施主体で決定すればよいと考える．病変があれば，遠景・近接観察の観察を追加する．
　さらに近年，細径スコープ視野角度が120°から140°にアップしている．140°のスコープを使用すれば，胃角部観察〔図Ⅳ-24（45頁）〕はさほど変化はないが，前庭部〔図Ⅳ-25（45頁）〕，特に体部観察〔図Ⅳ-26，27（46頁）〕においては，1つの視野に入る範囲が明らかに広いため，撮影枚数を減らすことが可能と思われる．

〈河合　隆〉

4 食道・胃・十二指腸観察

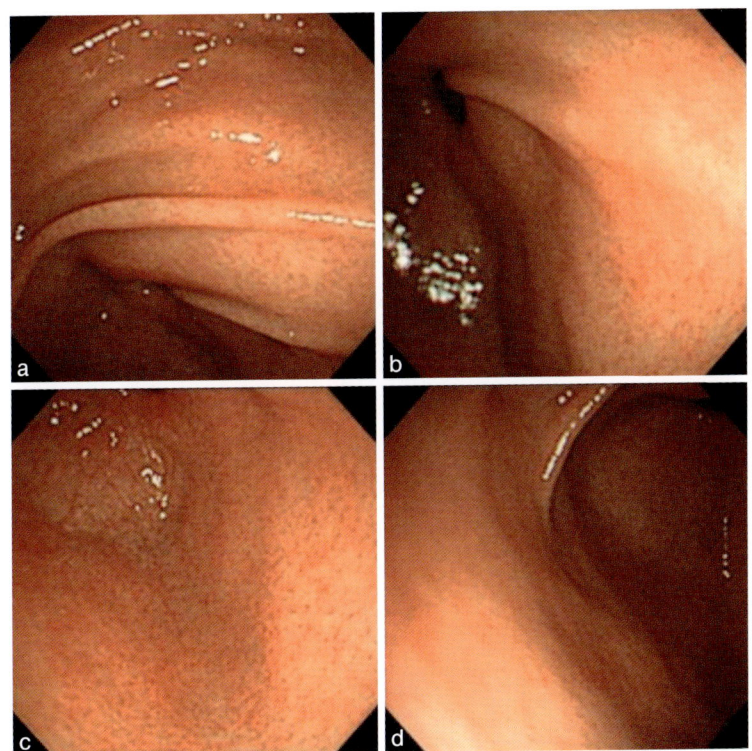

図Ⅳ-16 前庭部(視野角 120°)
a:小彎
b:後壁
c:大彎
d:前壁

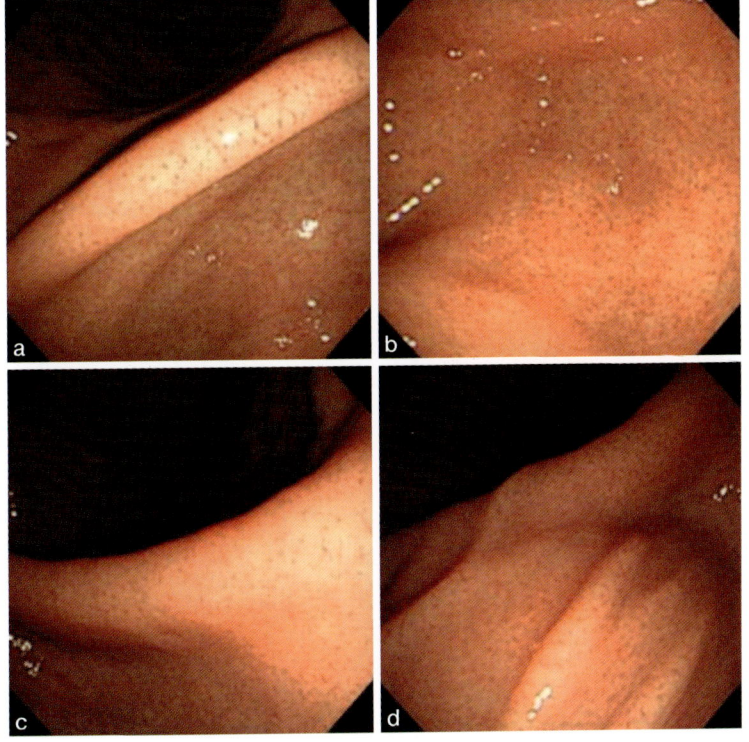

図Ⅳ-17 胃角部(視野角 120°)
a:小彎
b:胃角裏小彎
c:後壁
d:前壁

41

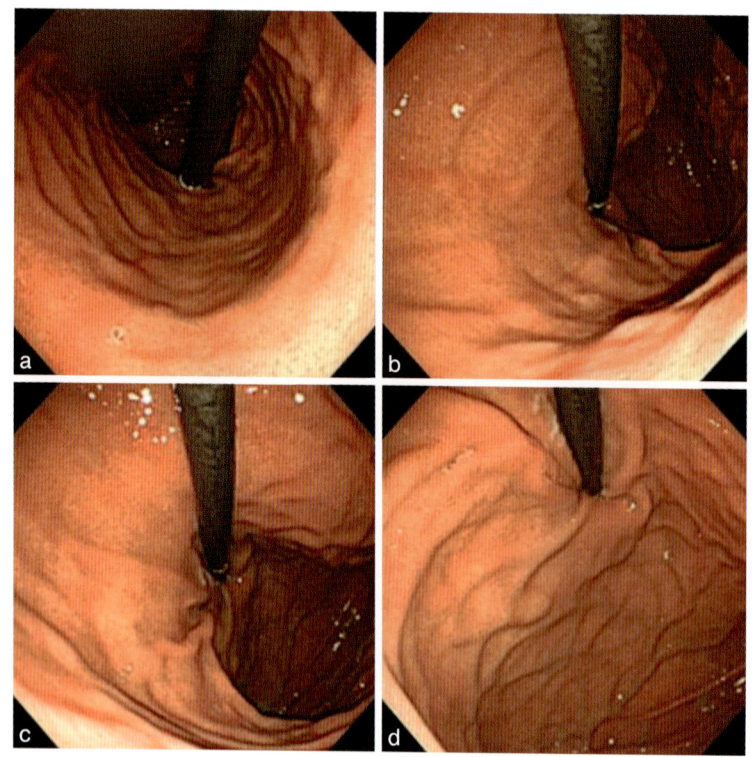

図Ⅳ-18 体上部から体下部（見上げ・後壁中心・視野角120°）
a：体下部後壁Jターン
b：体中部後壁Jターン
c：体上部後壁Jターン
d：体上部から噴門部後壁Jターン

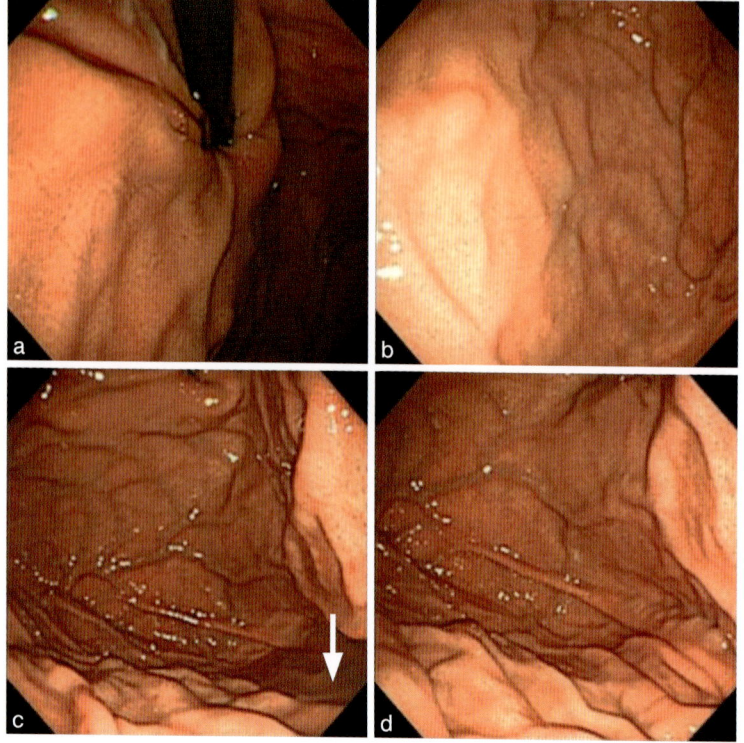

図Ⅳ-19 噴門部から穹窿部（視野角120°）
a：噴門部後壁Jターン
b：穹窿部
c：穹窿部全景（胃液を十分吸引後：矢印）
d：体上部大彎から穹窿部遠望

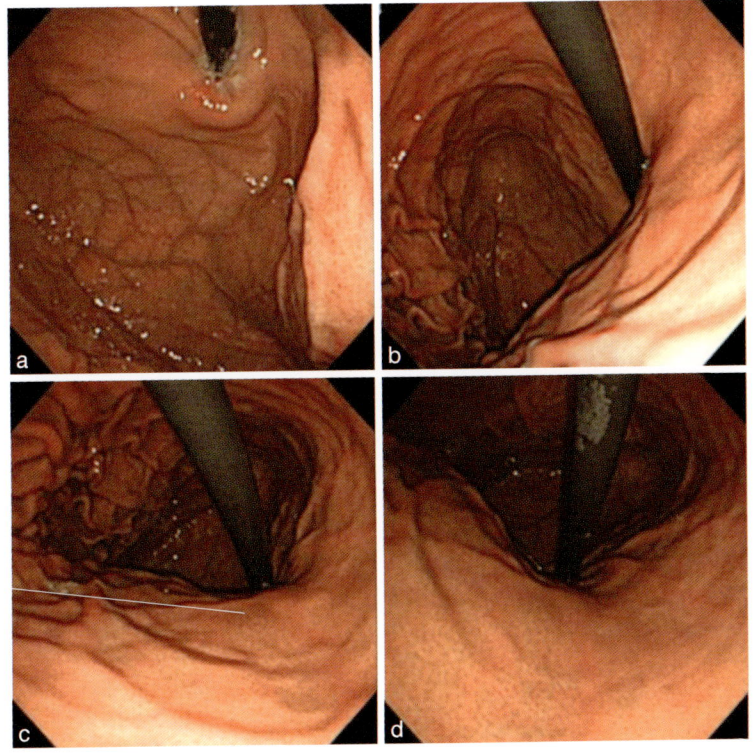

図Ⅳ-20　体上部から体下部（見上げ・
　　　　前壁中心・視野角120°）

a：穹窿部前壁側遠望
b：体上部前壁Jターン
c：体中部前壁Jターン
d：体下部前壁Jターン

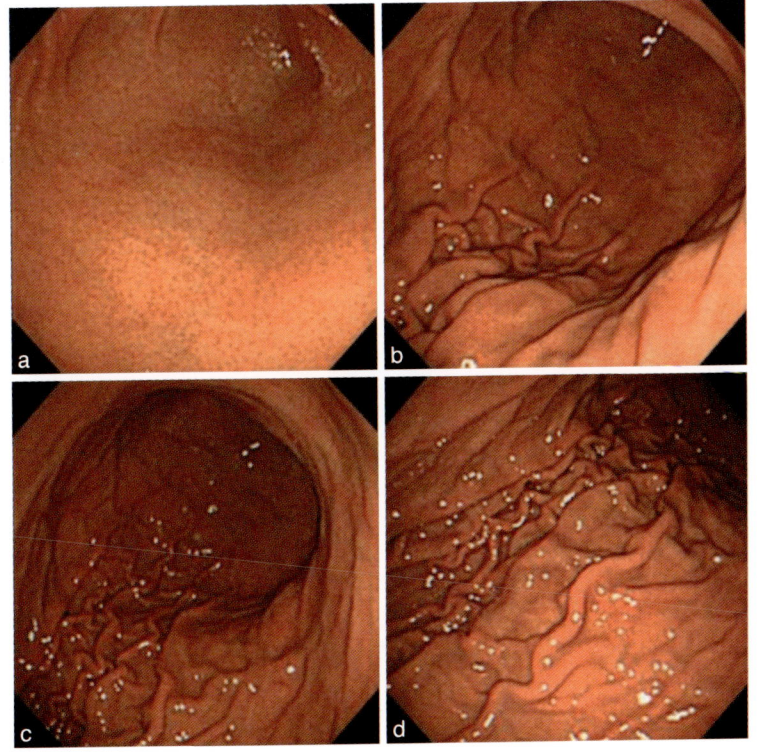

図Ⅳ-21　前庭部から胃体部（見下ろ
　　　　し・視野角120°）

a：胃角対側大彎
b：体下部後壁大彎
c：体中部後壁大彎
d：体上部大彎

Ⅳ 経鼻内視鏡検査手順

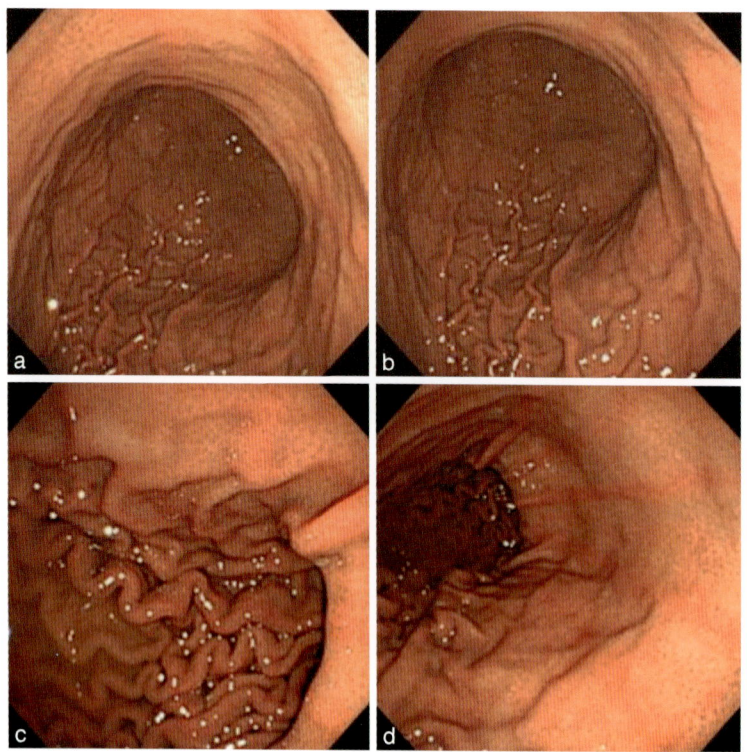

図Ⅳ-22 胃体下・中部（空気量の調節・視野角120°）
a：空気量の多い前壁
b：空気量の多い後壁
c：空気量の少ない前壁
d：空気量の少ない後壁

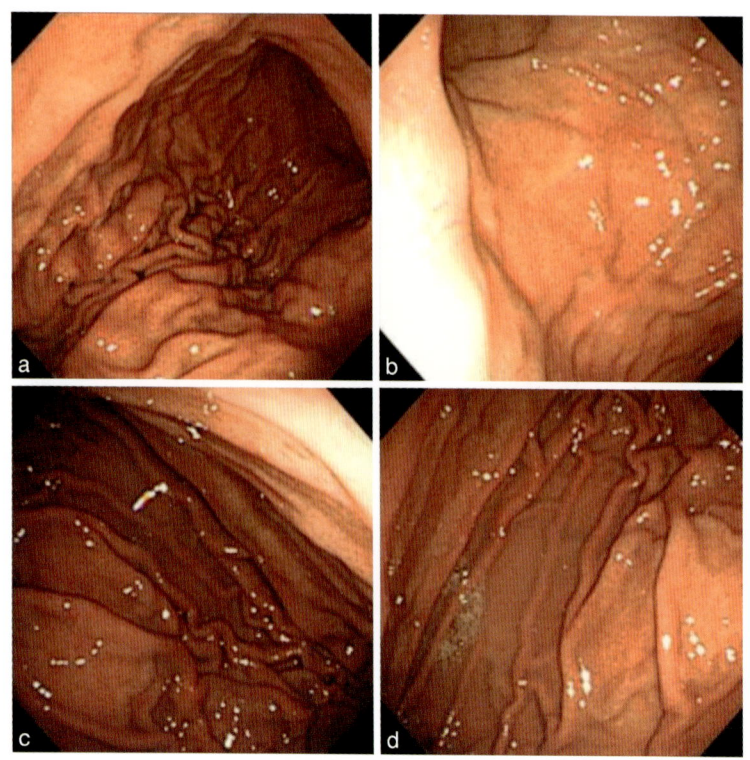

図Ⅳ-23 胃体上部（視野角120°）
a：空気量の少ない大彎
b："棚"のある後壁
c：接線方向となり観察しずらい前壁
d：十分伸展させた大彎

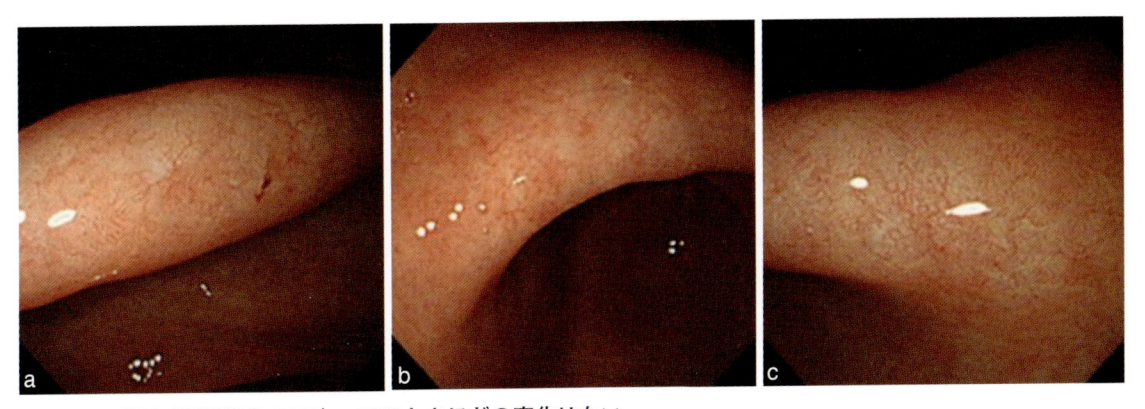

図Ⅳ-24　胃角部（視野角 140°）．120°とさほどの変化はない
a：小彎
b：前壁
c：後壁

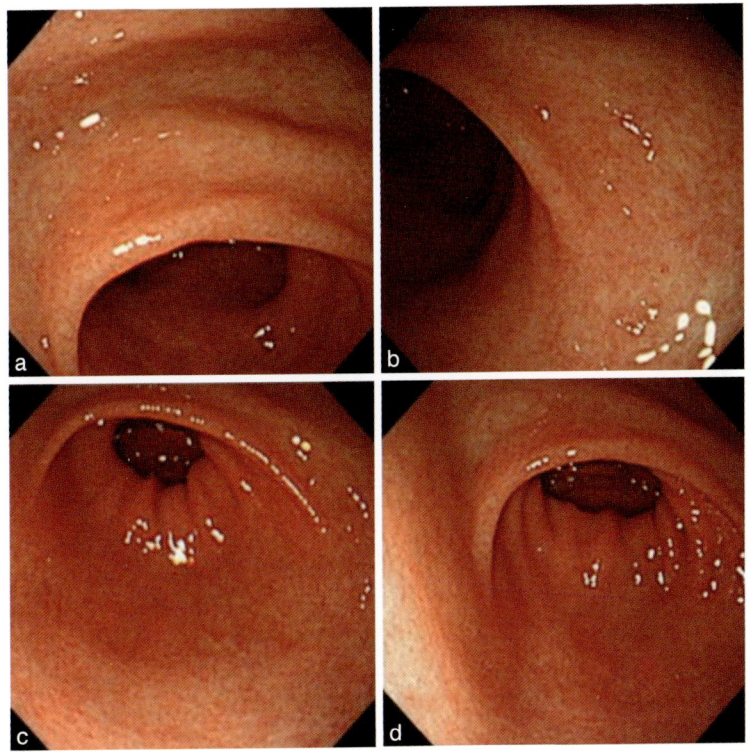

図Ⅳ-25　前庭部（視野角 140°）
a：小彎
b：後壁
c：大彎
d：前壁

Ⅳ　経鼻内視鏡検査手順

図Ⅳ-26　体部
（見下ろし・視野角 140°）
a：前壁
b：小彎
c：後壁
d：大彎

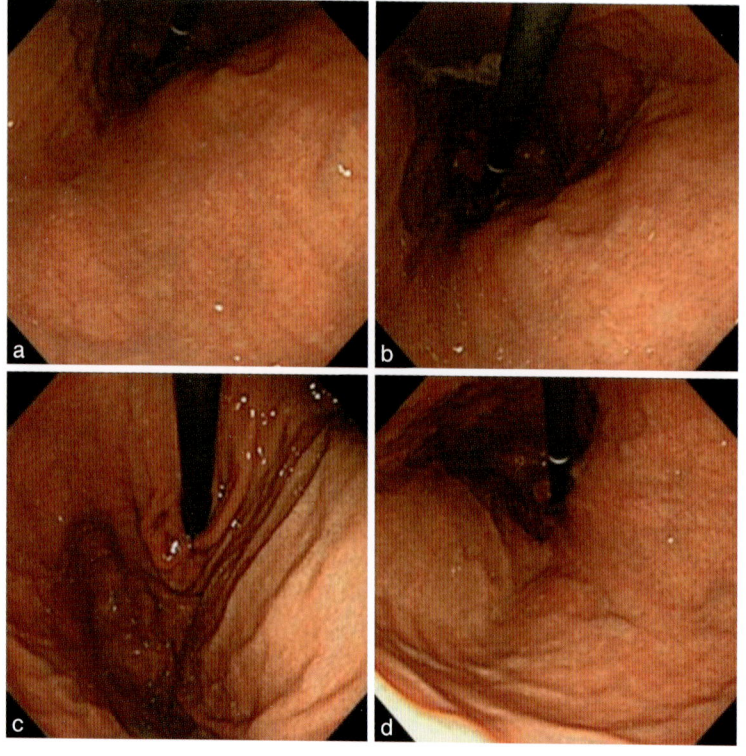

図Ⅳ-27　体部
（見上げ・視野角 140°）
a：小彎
b：後壁
c：大彎
d：前壁

5 記録画像と二次読影

　検診の記録画像は精度管理が必須であるため，二次読影が前提となる．二次読影のためには一定の方法で記録されないと網羅性や画像の質を確認することが煩雑で困難となる．病変のない部位を何枚も同じ角度，空気量で撮影することも迅速な読影を妨げることになる．経鼻内視鏡像は，遠景で撮影した場合には光量不足で二次読影に耐えられない画像となるので，粘膜面と適切な距離を保って記録されなければならない．撮影部位を確認できるように，胃内のランドマーク，すなわち噴門，穹窿部，大彎ひだ，胃角部，偽幽門輪，幽門輪などを画像内に組み入れたものにされるべきである．

A　スクリーニングの2つの方法

　わが国の胃内のスクリーニング内視鏡方法には，A法：噴門から順行性に観察して戻ってくる方法と，B法：いったん幽門に進んでからターン観察で噴門穹窿部に戻り，ターンを外して見下ろし観察する方法の2つがある．2つの方法ともに咽頭から十二指腸球部までの記録画像が35枚としたものを提示する．実際には個々の読影委員会(精度管理委員会)で検討して，標準的記録方法を決定しなければならない．十二指腸下行脚については胃がん検診の担当外であり，同部位挿入に際してレンズ面に粘液が付着してその後の胃内記録を障害することがあり，今回は除外した．

　A法においては，咽頭，食道を記録後に胃に進み，空気量の少ない状況で体部後壁を記録後に前庭部に入る．球部を記録することにより，最深観察点を示す．胃に戻って前庭部を時計方向に前壁⇒小彎⇒後壁⇒大彎と記録し，経鼻スコープの長所である強彎曲を活かして胃角下領域を前壁⇒小彎⇒後壁と記録する．レンズを前壁側に置き，小彎から後壁を体下部から噴門直下までスコープを引き抜き，噴門直下は360°全方向を回転させ，さらに穹窿部を記録する．スコープのターンを外して，空気量の多い状態でひだとひだの間を拡げながら，体部前壁と大彎を記録しながら体下部から穹窿部まで戻り，空気を吸引して胃の伸展を元に戻して胃内の記録を完了する(図Ⅳ-28)．

　B法においては，咽頭，食道を記録後に胃に入り，幽門輪から十二指腸球部に進み，最深部記録点を記録する．胃に戻って前庭部を時計方向に前壁⇒小彎⇒後壁⇒大彎と記録し，胃角下領域を前壁⇒小彎⇒後壁と記録する．小彎から後壁を体下部から噴門直下までスコープを引き抜き，噴門直下は360°全方向を回転させ，さらに穹窿部を記録する．スコープを引き抜いて，ターンを戻して穹窿部大彎を記録し，空気量の多い状態で体下部までの前壁と大彎を記録する．この時点で空気を吸引し，伸展の少ない体部後壁を記録しながらスコープを抜いてくる〔図Ⅳ-29(51頁)〕．

B　二次読影

　二次読影の目的は一義的には偽陰性を防止することであり，二義的には検診全画像を点検して記録画像の質を保持することにある．二次読影は1名ないし2名の医師で実施されることが通常であり，1名の場合は専門性に長けた医師が担当しなければならないが，2名で実施する場合は

Ⅳ　経鼻内視鏡検査手順

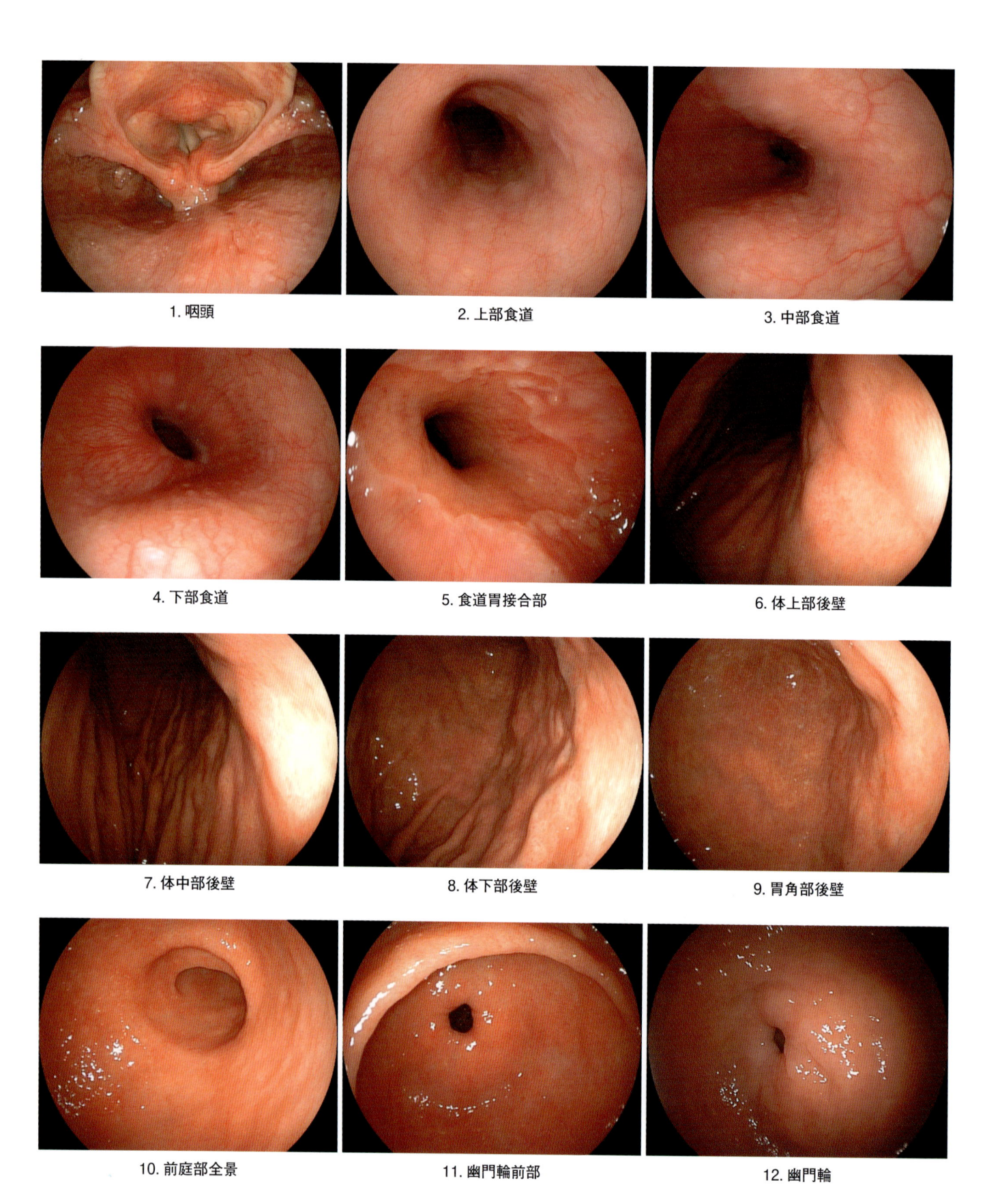

1. 咽頭
2. 上部食道
3. 中部食道
4. 下部食道
5. 食道胃接合部
6. 体上部後壁
7. 体中部後壁
8. 体下部後壁
9. 胃角部後壁
10. 前庭部全景
11. 幽門輪前部
12. 幽門輪

図Ⅳ-28　Ａ法による35記録画像

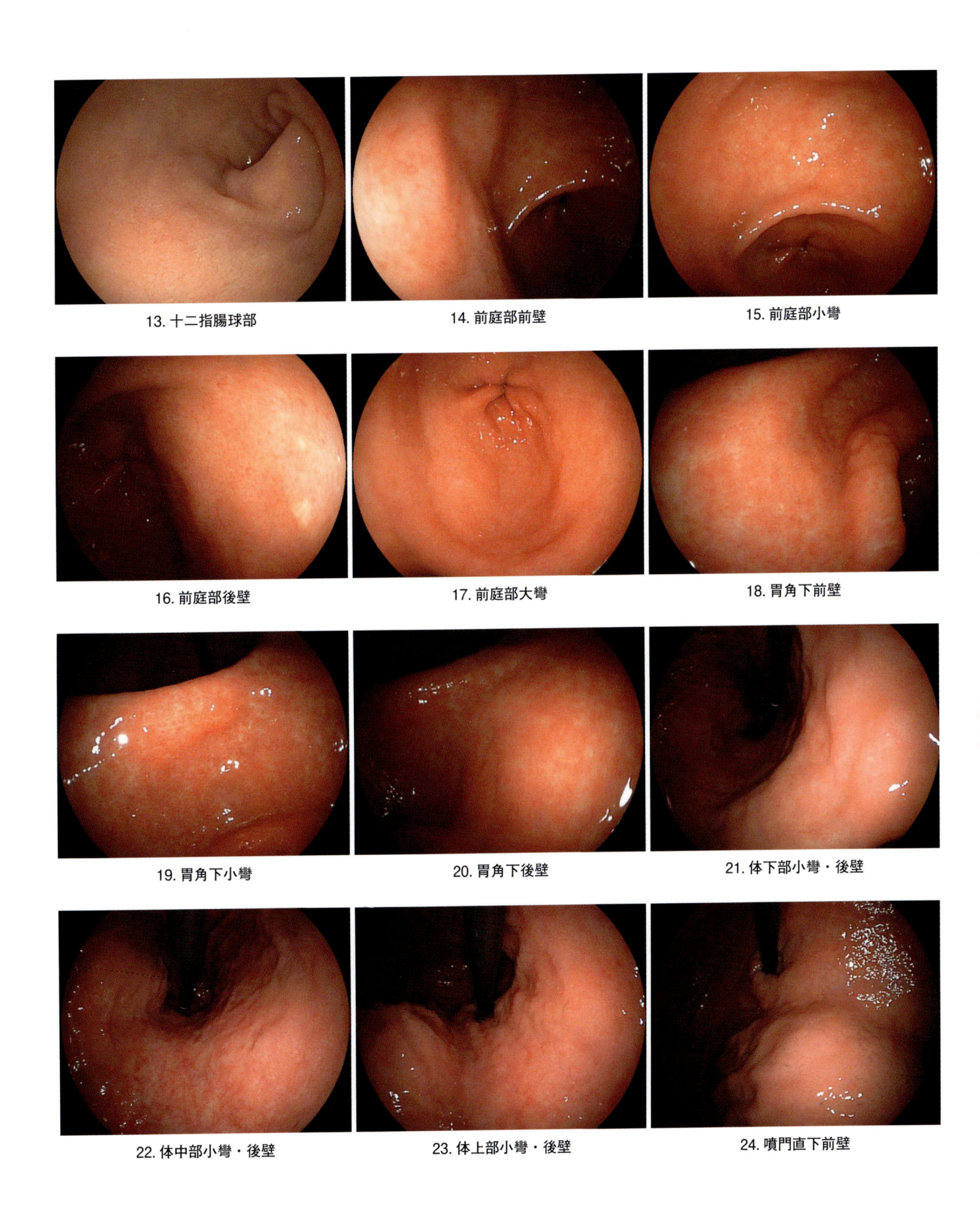

5　記録画像と二次読影

13. 十二指腸球部

14. 前庭部前壁

15. 前庭部小彎

16. 前庭部後壁

17. 前庭部大彎

18. 胃角下前壁

19. 胃角下小彎

20. 胃角下後壁

21. 体下部小彎・後壁

22. 体中部小彎・後壁

23. 体上部小彎・後壁

24. 噴門直下前壁

49

Ⅳ　経鼻内視鏡検査手順

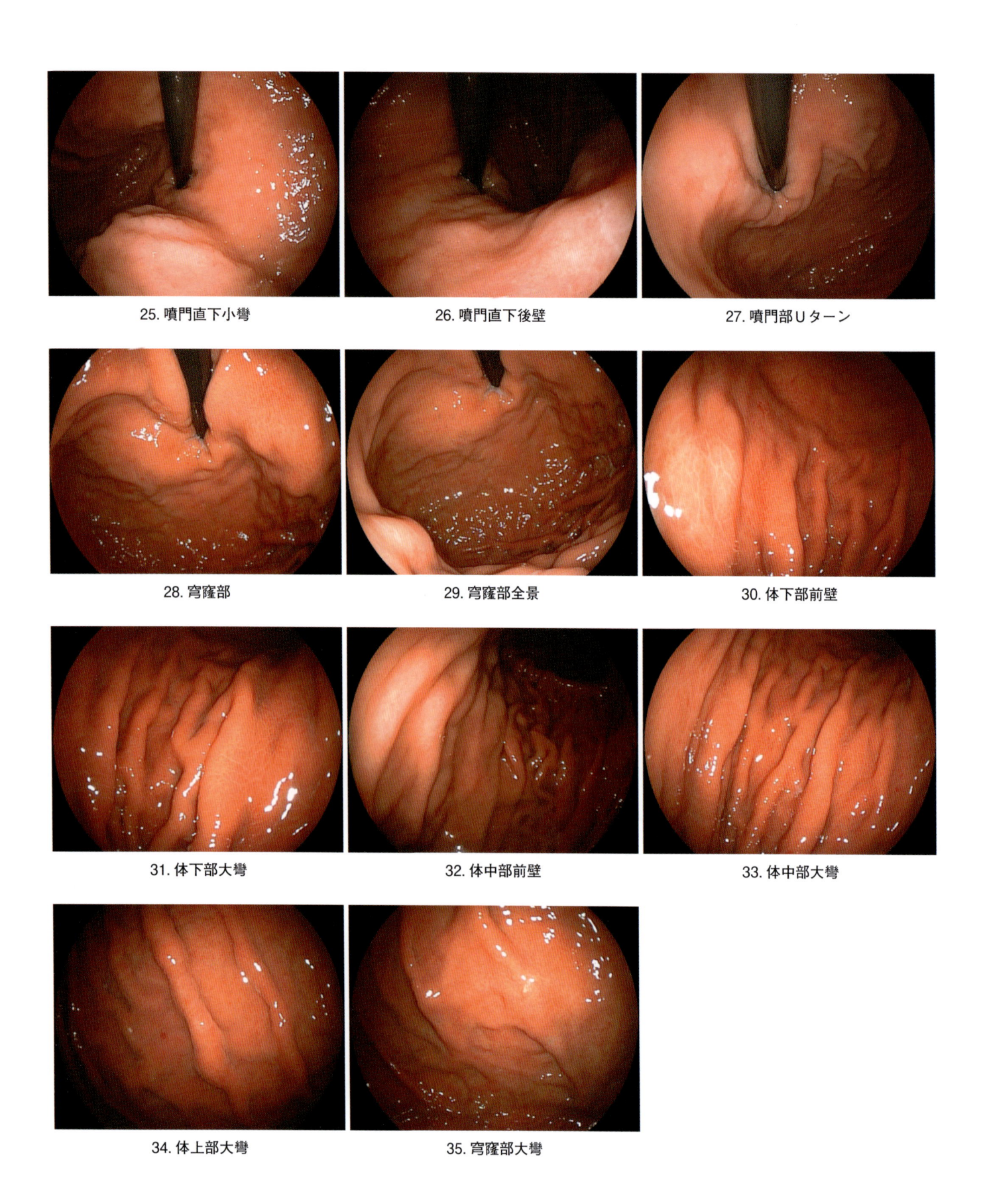

25. 噴門直下小彎

26. 噴門直下後壁

27. 噴門部Uターン

28. 穹窿部

29. 穹窿部全景

30. 体下部前壁

31. 体下部大彎

32. 体中部前壁

33. 体中部大彎

34. 体上部大彎

35. 穹窿部大彎

5 記録画像と二次読影

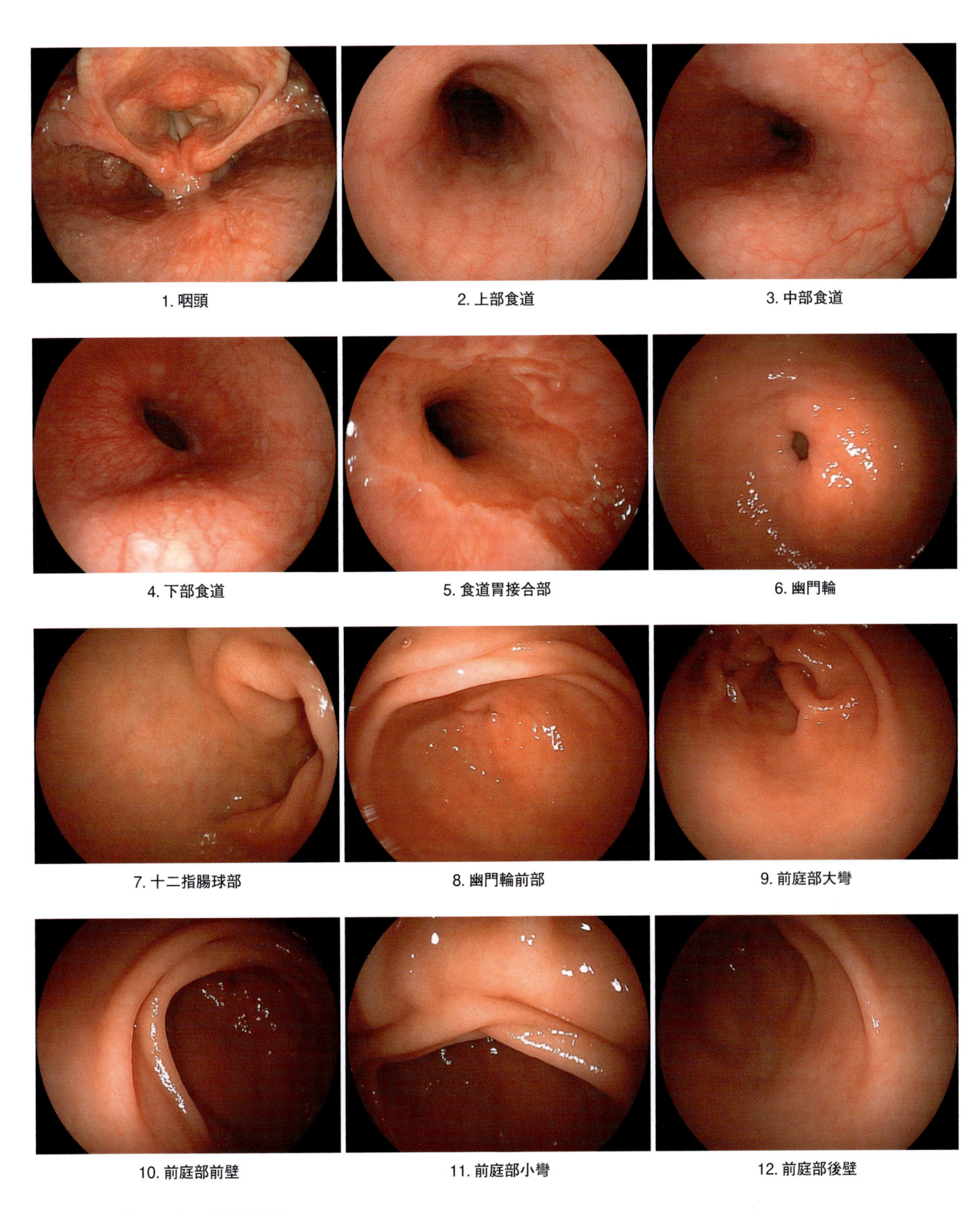

1. 咽頭
2. 上部食道
3. 中部食道
4. 下部食道
5. 食道胃接合部
6. 幽門輪
7. 十二指腸球部
8. 幽門輪前部
9. 前庭部大彎
10. 前庭部前壁
11. 前庭部小彎
12. 前庭部後壁

図Ⅳ-29　B法による35枚記録画像

IV 経鼻内視鏡検査手順

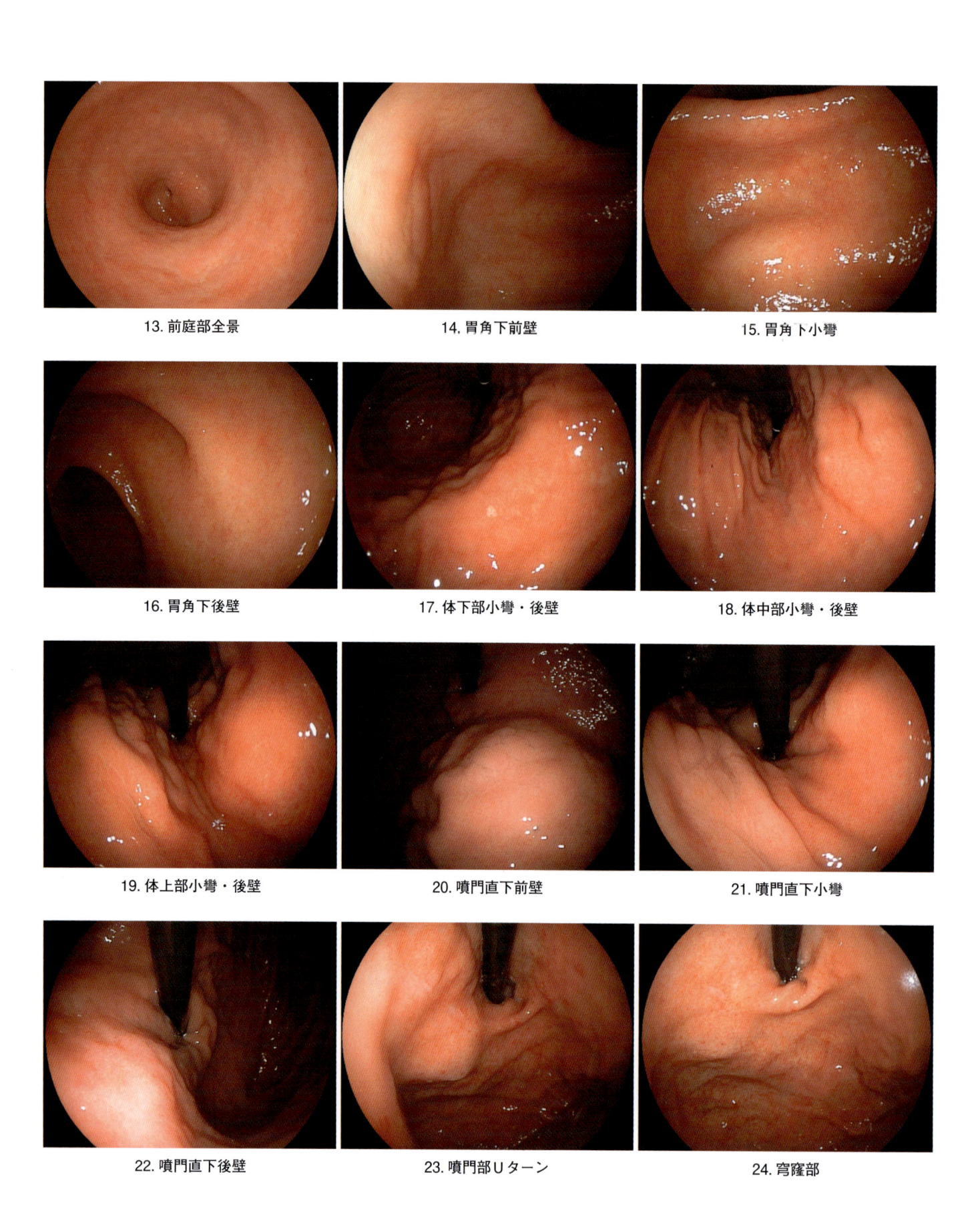

13. 前庭部全景
14. 胃角下前壁
15. 胃角下小彎
16. 胃角下後壁
17. 体下部小彎・後壁
18. 体中部小彎・後壁
19. 体上部小彎・後壁
20. 噴門直下前壁
21. 噴門直下小彎
22. 噴門直下後壁
23. 噴門部Uターン
24. 穹窿部

25. 穹窿部全景

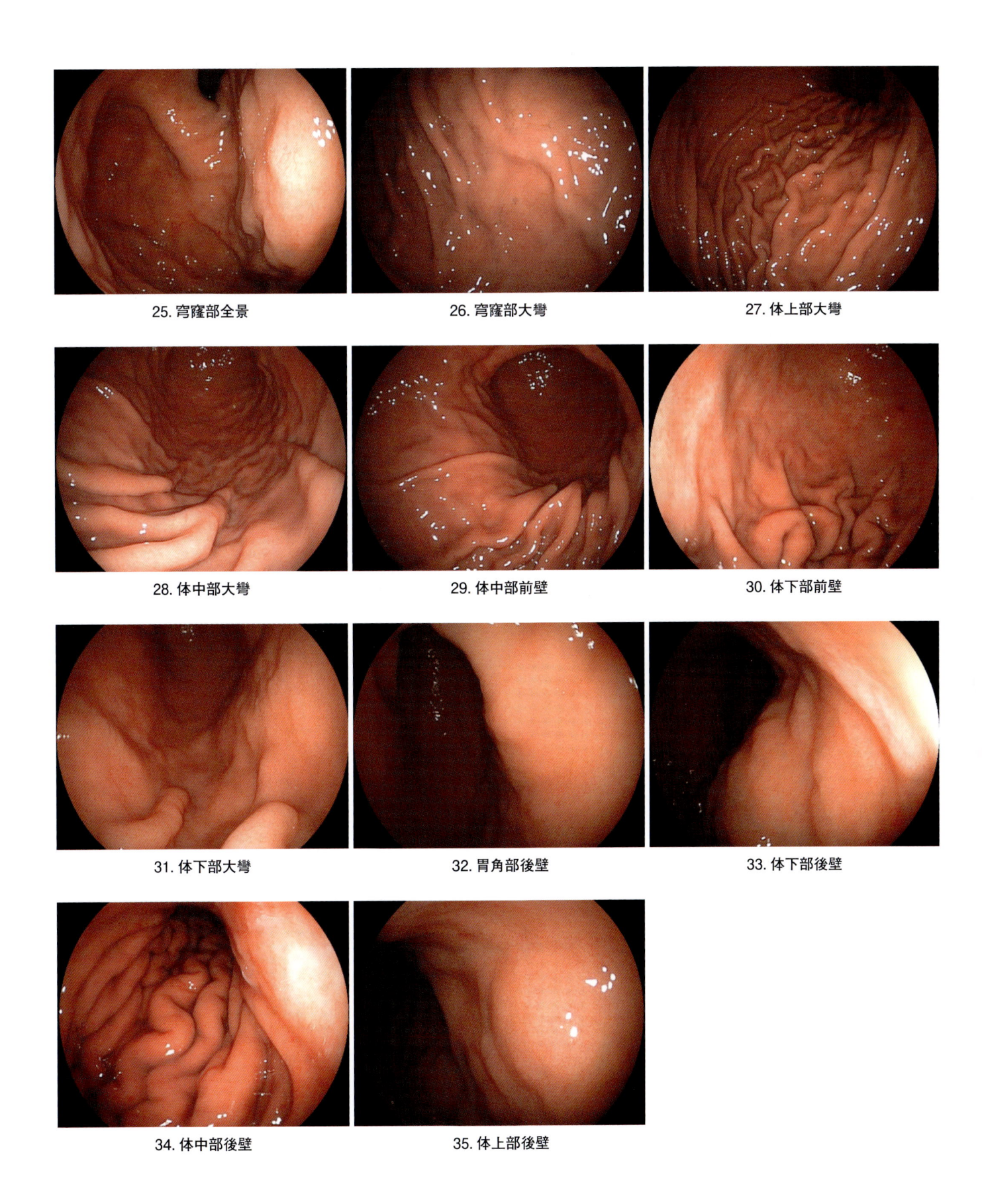

26. 穹窿部大彎

27. 体上部大彎

28. 体中部大彎

29. 体中部前壁

30. 体下部前壁

31. 体下部大彎

32. 胃角部後壁

33. 体下部後壁

34. 体中部後壁

35. 体上部後壁

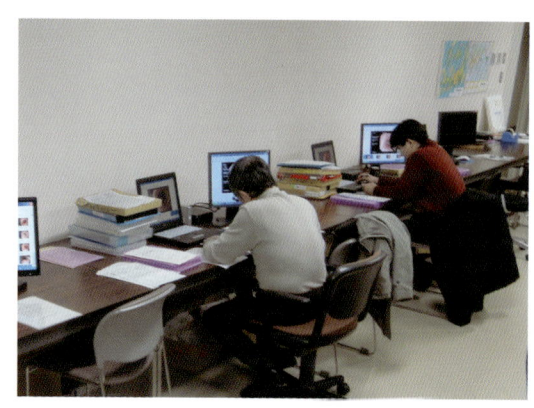

図Ⅳ-30　二次読影風景

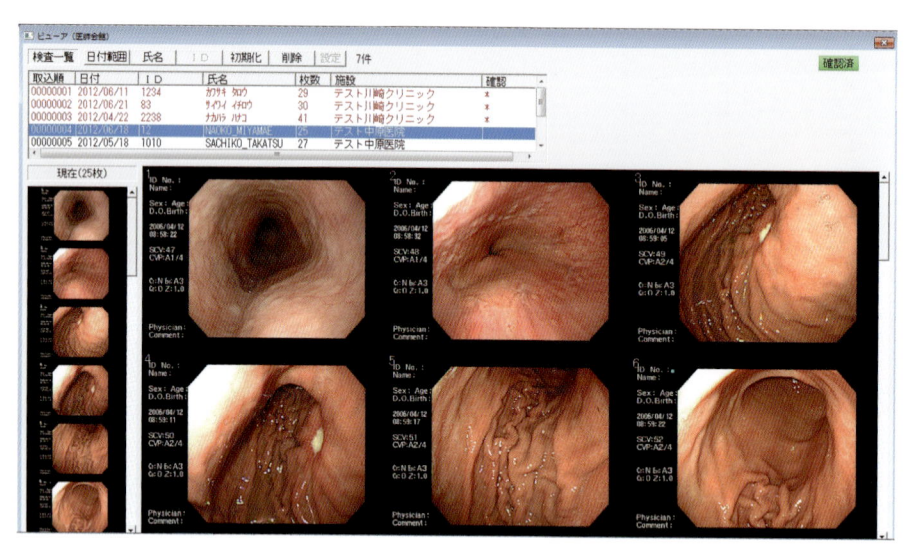

図Ⅳ-31　ライズ製ソフト操作画面

もう1名に初心者をあて，研修の場として活用することも前橋市医師会などから報告されている．二次読影により，10％程度の偽陰性例の発生が防止されたと伝えられている（図Ⅳ-30）．

　二次読影の実施においては，電子媒体での記録画像の提出が求められる．フィルム記録では保管や返却などの手続きにおいて煩雑であるからである．画像は個人識別データとともにjpg形式で提出される．内視鏡検診の目的に作製されたパソコンソフトは2社から販売されている．ライズ（仙台市宮城野区榴岡3-9-15，Tel 022-295-7321）の製品は川崎市内視鏡検診で開発されたものであり，検診医がCDに書き込む作業を支援し，さらに事務局が二次読影分担を決め，二次読影を実施し，記録することができる（図Ⅳ-31）．ファースト（新宿区西新宿7-20-11 西新宿AIビル4F，Tel 03-5332-6644）の製品は新潟市医師会の要請で開発された．インターネット経由で検診医が画像データと検診票を中央サーバーにアップロードし，事務局が二次読影分担を決めて配分した画像を，担当読影医は遠隔読影するシステムである（図Ⅳ-32）．

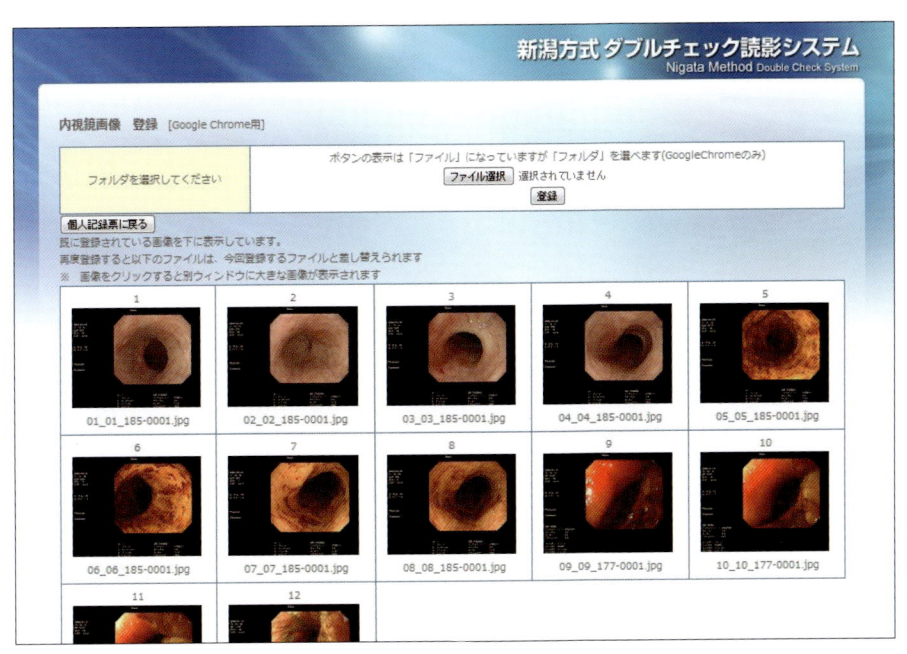

図Ⅳ-32　ファースト製ソフト操作画面

　検診医は，二次読影には記録した全画像を提出しなければならない．検診医が不要として排除した画像のなかにも気付かれなかった病巣の片鱗が隠されている可能性がある．二次読影医は全画像を点検し，偽陰性例の拾い上げに努める．さらに網羅性や記録画像の質を評価しなければならない．専門性に長けた複数の検診医が在籍する施設にあっては施設内で二次読影を完了することは差し支えないが，適宜二次読影委員会が介入調査を行うことが勧められる．

　別に横浜市胃がん内視鏡検診モデル事業に向けて準備している画像評価票（案）（表Ⅳ-1）を示す．すべての検診画像の点検にこの評価票を用いるのではなく，改善が必要と二次読影医が判定した場合に記載して，読影委員会で議論して決定することを想定している．低劣な画像を記録する検診医に関しては十分な教育を実施する必要性があり，その際には具体的な例示を示す必要がある．例えば，下記のような画像を多く記録する検診医には指導が必要である．**図Ⅳ-33**（57頁）は体部を胃角部付近からJターン観察した画像であるが，大半の領域が遠景すぎて小胃がんの存在を指摘することは困難である．**図Ⅳ-34**（57頁）は粘膜面に近接しすぎて記録されており，近くはハイライトで微細な粘膜構造を捉えておらず，遠くは光量不足で何らの情報も得られない．**図Ⅳ-35**（57頁）は胃内の水除去が不足であるため，粘膜像が記録されていない．**図Ⅳ-36**（57頁）はランドマークが画像内に記録されておらず，どの部位かが前後の画像と照らし合わせなければわからない．複数枚続いた場合はその箇所は記録されないことと同じこととなる．網羅性に欠けることが指摘されなければならない．

（細川　治）

Ⅳ　経鼻内視鏡検査手順

表Ⅳ-1　横浜市胃がん内視鏡検診モデル事業画像点検用紙(案)

横浜市胃がん内視鏡検診モデル事業画像点検用紙(案)

(個々の検診画像ではなく読影した一連の画像評価を記述)

施設名＿＿＿＿＿＿＿＿＿＿＿＿＿＿＿＿＿＿＿＿　医院，クリニック，病院

撮影順序
- □ A法：食道胃接合部から幽門部へ順に撮影し，十二指腸から胃に戻った後に反転して噴門部まで観察，さらに空気量を多くして体部を見下ろし観察する．
- □ B法：食道胃接合部に続けてすぐに深部に進み十二指腸を観察し，胃に戻って幽門前庭部，反転して噴門部まで観察し，最後に体部を見下ろし観察する．

1. 画像の網羅性

	□食道			
	□噴門部			
	□穹隆部			
胃体上部	□前壁	□後壁	□小彎	□大彎
胃体中部	□前壁	□後壁	□小彎	□大彎
胃体下部	□前壁	□後壁	□小彎	□大彎
胃角部―角下	□前壁	□後壁	□小彎	□大彎
前庭部	□前壁	□後壁	□小彎	□大彎
	□幽門輪			
	□球部			

　　□満足しうる　　□少しの改善必要　　□かなりの改善必要　　□悪い

2. 画像の条件

　改善を要する点
- □色調　　⇒　□赤味が強い　　□黄色味が強い　　□青味が強い
- □露出　　⇒　□オーバー気味　□アンダー気味　　□オーバー・アンダー混在
- □レンズ面の汚れ　⇒　□あり　　□目立つ
- □ぶれ・ピントのずれ　⇒　□あり　　□目立つ

　　□満足しうる　　□少しの改善必要　　□かなりの改善必要　　□悪い

3. 領域の観察に応じた空気量
　□適正　　□過量傾向　　□少量傾向

4. 残渣や粘液付着
　□ない　　□残る　　□多い　　□非常に多い

5. コメント：

総合評価
　　□少しの改善必要　　□かなりの改善必要　　□悪い

　　　　　　　年　　　月　　　日

　　二次読影医師名＿＿＿＿＿＿＿＿＿＿＿＿＿

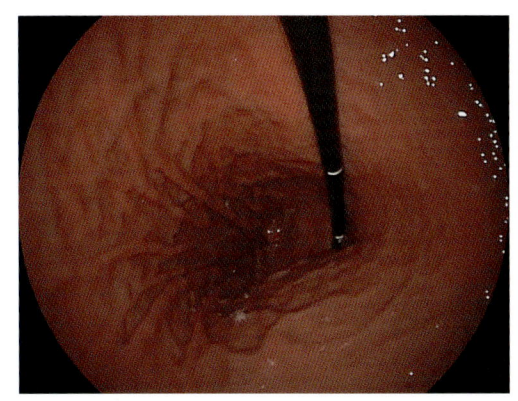

図Ⅳ-33　遠景撮影で各部の粘膜面の詳細不明

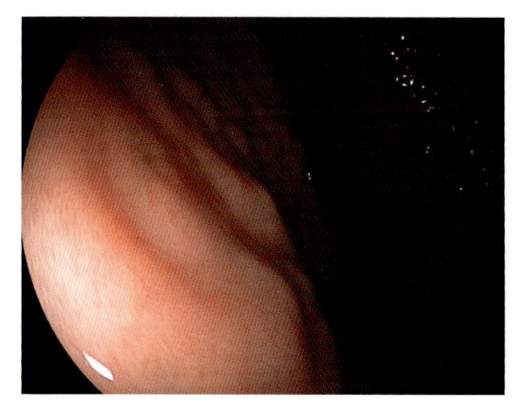

図Ⅳ-34　近くはハイライト，遠くが光量不足

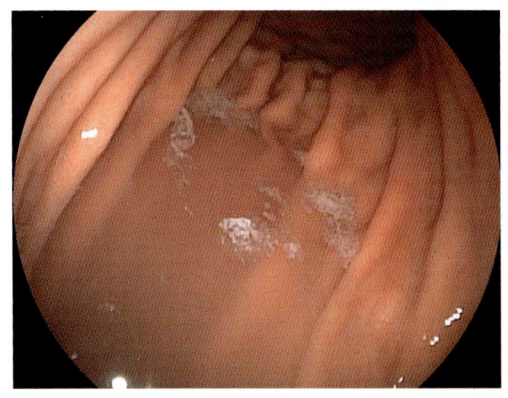

図Ⅳ-35　胃内の水除去不足

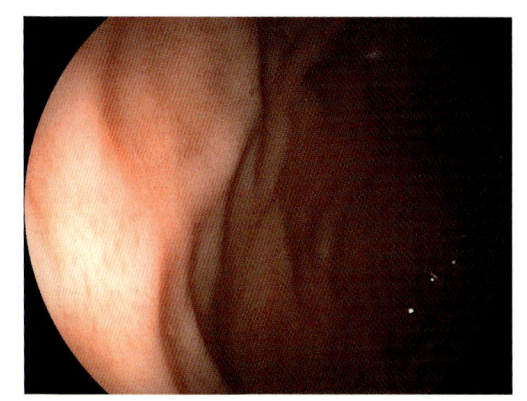

図Ⅳ-36　ランドマークなしの画像

6　生検

　経鼻内視鏡はスコープの細径化による課題や経鼻挿入に伴う課題が生じた[18]．なかでも，反転での生検が困難であることが検査医の大きなストレスとなっている．正面視での生検は問題ないが，反転しようとするとシャフトが生検鉗子の硬さに負けてしまい，十分なアングルが利かなくなるためである（図Ⅳ-37）．このため，特に噴門部や胃体上部小彎の病変の生検は困難となる．従来の生検鉗子は，把持部を強く引くと先端部が軟化する．これを利用して反転での生検に対応していたが，やはり鉗子を破損する可能性は否めない．現在では以下に述べるような経鼻内

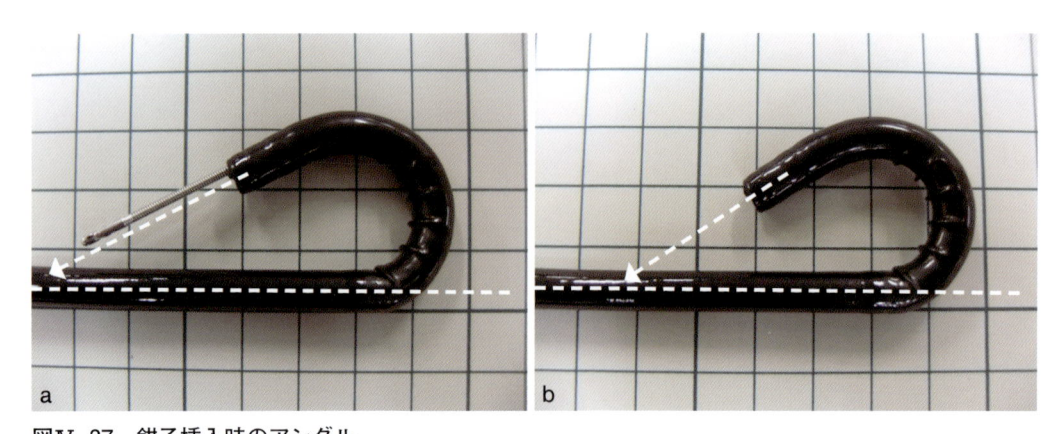

図Ⅳ-37　鉗子挿入時のアングル
従来型鉗子を挿入すると(a),通常観察時(b)と比べて十分なアングルがかからず,狙撃生検が困難となる

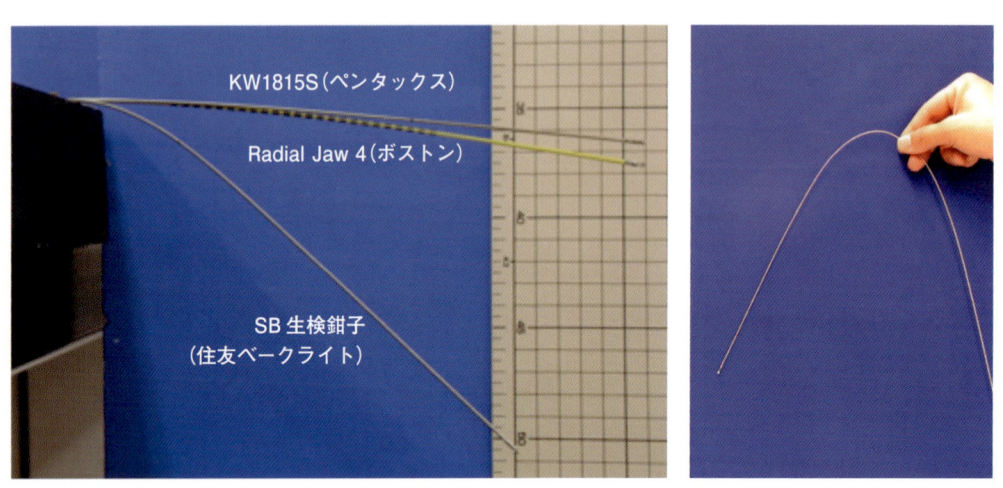

Ⅳ-38　経鼻内視鏡用生検鉗子の先端部軟性度の比較(先端より25 cmで固定)

Ⅳ-39　SB生検鉗子先端部の軟らかさ

視鏡専用鉗子が発売されているので,安全性のためにもそれらを使うべきと考える.

A　経鼻内視鏡(細径内視鏡)専用生検鉗子

　現在ペンタックス,ボストン・サイエンティフィック,住友ベークライトから経鼻内視鏡専用生検鉗子が発売されている.なかでも,住友ベークライトの「SB生検鉗子」は先端1/3が特に軟らかく作られており(図Ⅳ-38, 39),噴門部や胃体上部の病変でもストレスなく狙撃生検が行えるようになった(図Ⅳ-40).また診断に十分な組織量を採取できるように,先端カップにも工夫が施されている[19].

　ただし,SB生検鉗子はリユースであるため,その消毒に関してはガイドラインに準拠した方法で行うよう留意していただきたい.

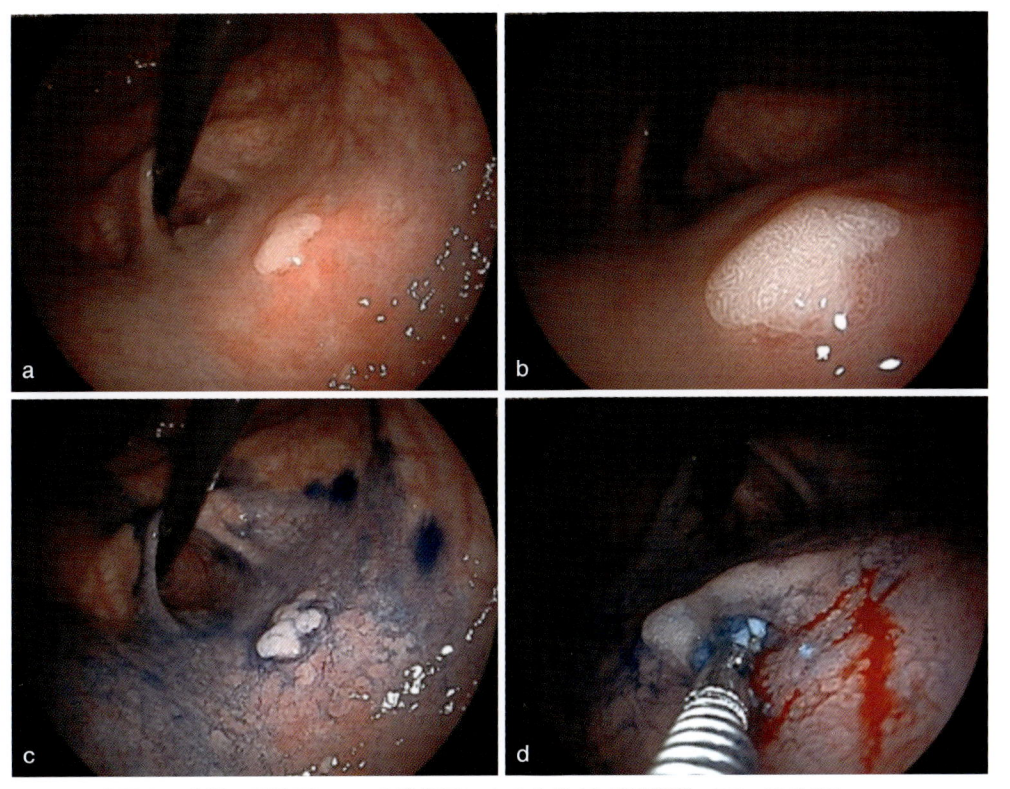

Ⅳ-40 噴門直下小彎の胃腺腫，SB 生検鉗子による生検（内視鏡機種：EG-580NW）

B 正確な狙撃生検を行うために

　通常径内視鏡を用いた検査時でも同様であるが，粘液付着の多い胃粘膜では病変の発見，効果的な色素撒布，正確な狙撃生検は期待できない．筆者らが提唱する「ガスコン水 150 mL 法」[7]は胃粘膜の粘液を除去し（図Ⅳ-41），極細径内視鏡のレンズ面への汚れも防いでくれる．服用するガスコン水を従来の 40〜80 mL から 150 mL に増量する簡便な方法なので，ぜひ一度試していただきたい．服用するガスコン水にプロナーゼ 20,000 単位と炭酸水素ナトリウム 1 g を添加するのは従来と同じである．

C 抗血栓療法中の生検

　抗血栓薬服用者であっても，経鼻内視鏡検査は原則休薬せずに可能である．筆者の施設では休薬せずに検査を行っているが，これによって鼻出血が重篤化した症例は経験していない．しかし生検が必要となった場合は，2012 年 7 月に改訂されたガイドライン[6]に従って対処するべきである．

〈川田和昭〉

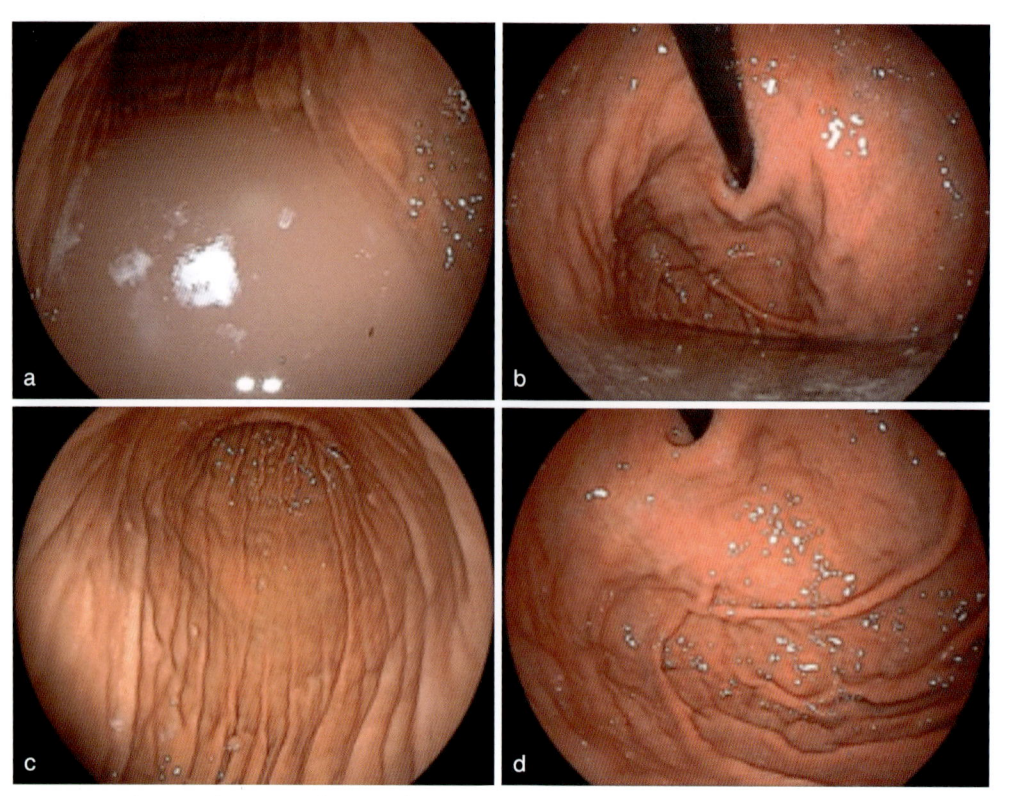

図Ⅳ-41　ガスコン水 150 mL 法の効果（内視鏡機種：EG-580NW）
a, b：吸引前
c, d：吸引後

7 専用車を用いた検診

A 経鼻内視鏡専用検診車について

　鎮静薬・鎮痙薬を使用せずに施行できる楽で安全な経鼻内視鏡検査は，検査後の行動に制約なくリスクマネジメントにも優れているため，検診・人間ドックなどの上部消化管スクリーニングに最適である[20]．経鼻内視鏡検査を院内導入し，その安全性と有効性・受容性の高さを確認したうえで，筆者の施設での検診事業（工場や事業所に出張しての検診活動）のなかで"楽で安全な経鼻内視鏡を1人でも多くの方に受けていただきたい"との筆者らの思いを実践すべく，段階的にその導入・実現を検討した．幸い筆者の施設では，現理事長の独創的な発案で1985年から行っていた，経口内視鏡機器を事業所にワゴン車で持ち込み，事業所内の一部屋を内視鏡検診ごとに診療所開設届を行い施行していた事業所への出張内視鏡検診の経験があった．

　また，富士フイルムメディカルに作製を依頼し，検査医側の要求を伝えながら試行錯誤を繰り返し完成した世界初の経鼻内視鏡専用検診車（図Ⅳ-42）により内視鏡検診の実現を可能とした．現在は，経鼻内視鏡専用検診車の運用がシステムとして可能となり，筆者の施設では年間80回

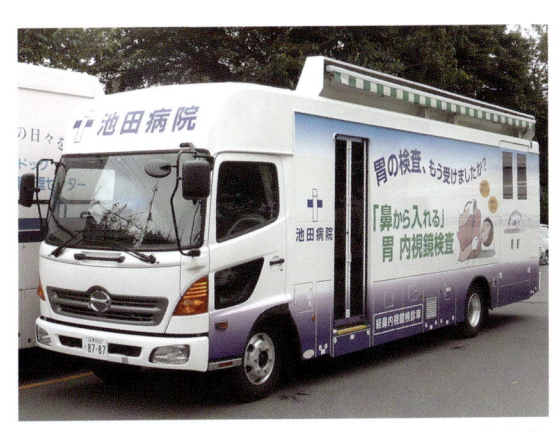

図Ⅳ-42　池田病院に導入した経鼻内視鏡専用検診車

の出動と1,300症例程度の検査を可能としている．対象者は主に政府管掌健康診断・生活習慣病検診における胃直接バリウム造影検査に替えての内視鏡検査という位置付けで要望があった事業所である．

B 経鼻内視鏡検診対象者と可能症例数について

　筆者の施設の場合，原則として対象症例の禁忌・非適応者は設定していない．あらかじめ経鼻内視鏡検査を行ううえで十分な問診票と，検診で行うことへの同意書を記載してもらっている．抗血小板凝集抑制薬内服中の方や妊娠されている受診者でも本人と相談し，可能な限り検診での経鼻内視鏡検査を行っている．鼻腔手術後の受診者でも前処置・鼻腔麻酔時のスティック法で検査可能・細経内視鏡スコープが挿入可能と判断した受診者は，通常と同様に行っている．喘息やアレルギー疾患・局所麻酔薬などで薬剤アレルギー歴のある受診者は，潤滑ゼリー剤を中心とした前処置で行っている．しかし決して無理はしないことが重要である．

　一度の出張検診での検査可能症例数は原則として20名とし，現地に持参する経鼻用の細経内視鏡スコープは予備も含めて21本持参している．しかし検診会場が筆者の施設に近く，使用したスコープを院内に持ち帰り機械洗浄を行い，また運搬できる距離であれば，午前中30名まで可能として行っている．

C 経鼻内視鏡専用検診車の構造

　筆者の施設の経鼻内視鏡専用検診車は，4トントラックをベースに改造され，前後に検査室を2つ備え，後方で鼻腔前処置を行い前方で内視鏡検査を行う（図Ⅳ-43）．検診で行う検査であるので，リラックスして受けてもらうために青空を模した天井やBGM用のスピーカー・暖房・冷房を完備して検査を行っている（図Ⅳ-44）．

Ⅳ　経鼻内視鏡検査手順

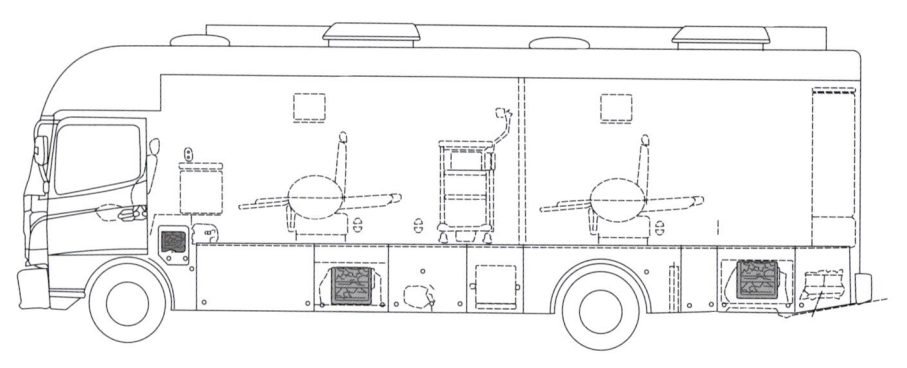

図Ⅳ-43　経鼻内視鏡専用検診車の側方からの見取り図

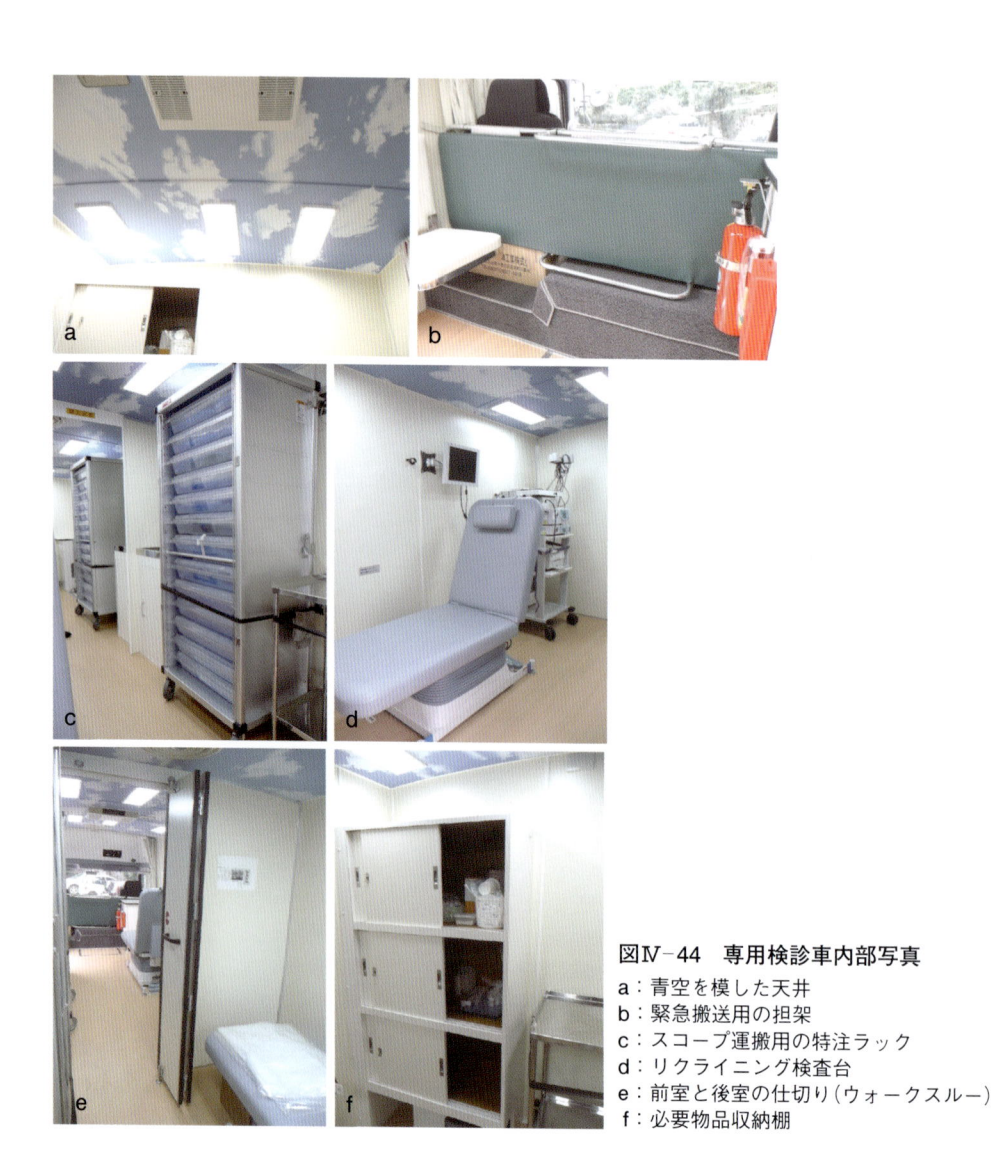

図Ⅳ-44　専用検診車内部写真
a：青空を模した天井
b：緊急搬送用の担架
c：スコープ運搬用の特注ラック
d：リクライニング検査台
e：前室と後室の仕切り（ウォークスルー）
f：必要物品収納棚

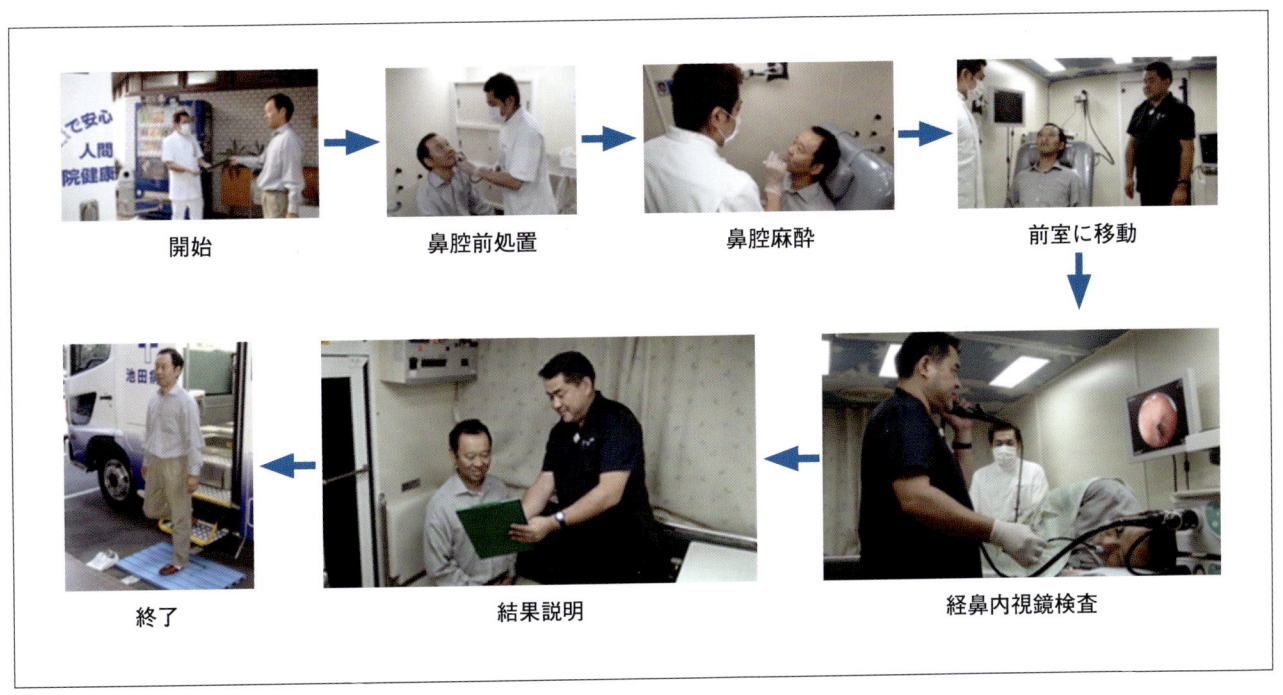

図Ⅳ-45 専用検診車内での内視鏡検査の実際の流れ

D 経鼻内視鏡検査の実際

　当日検査予定者数と予備を考慮した本数の洗浄済の細径内視鏡スコープを専用ラックに積載し，検診車で事業所に赴き内視鏡専門医が検査を行う．

　まず検診車後方の検査台で，前処置として鼻腔麻酔(噴霧用血管収縮薬，リドカインビスカス，潤滑ゼリー剤使用の2ステップのスティック法)を行う．鎮静薬・鎮痙薬は使用しない．前処置終了後，検診車での前室に移動してもらい，経鼻内視鏡検査を行う．画像モニターを2台用意し，検査医と同様の画像を受診者にも見てもらい，説明しながら検査を行う．検査中はできるだけ受診者に話しかけ，対話をしながら受診者の不安を減らすように心掛けている[21]．検査終了後は検査結果の図示，必要な治療，生活習慣注意事項，検査後の注意点などの記載された簡易的な結果用紙を渡し，検査・説明終了とする(図Ⅳ-45)．検診車内での前処置・検査・説明含めて30分程度で終了している．

E 経鼻内視鏡専用検診車にかかわるスタッフ

　筆者の施設では，日本消化器内視鏡学会認定消化器内視鏡専門医の資格を有し，かつ経鼻内視鏡検査の経験が豊富な検査医1名・認定資格を有し，院内での経鼻内視鏡検査にかかわっている経験豊富な内視鏡検査技師1名と検査介助をも行う運転手兼検査補助スタッフ1名の計3名で検診車に乗り，出張での経鼻内視鏡検査を行っている．

V

偽陰性対策と事後管理

1 偽陰性と見逃し

　細径内視鏡は，その細さ（小さなCCD）ゆえに通常径の内視鏡と比べて画素数が少なく，解像度が劣るといわれている．そのため，見逃しが多いと考えられがちであるが，住民検診や個別検診，人間ドックなど検診の場，あるいは有症状者でのスクリーニング検査での胃がん発見率において，通常径の内視鏡と比べて遜色ないという報告がある[1~4]．その一方で，通常径内視鏡よりも胃がん発見率が低いとの報告もみられる[5, 6]．
　内視鏡偽陰性は，前年度の同部位の画像がきれいに撮影されているにもかかわらず，病変の指摘ができない検査精度の限界を超える狭義の偽陰性と，検査手技（撮影部位，撮影枚数，撮影方法など）や診断能力の未熟さによる偽陰性（見逃し）とに分類される[7]．

2 偽陰性の定義

　偽陰性の定義については，欧米での大腸腫瘍の見逃しに対する研究では偽陰性期間を3年としているため，わが国でも3年とした国際標準に従った偽陰性率の報告が多い．しかし，わが国での内視鏡検診での発見胃がんに早期胃癌が多いこと，胃がんの自然史から考えた発育速度や治療効果（内視鏡治療をめざす，あるいは胃癌死亡率の低下を目的とする）から検診間隔を検討した報告[8]などから，偽陰性期間は1年程度が妥当と考えられる．すでに本学会より刊行されている『胃内視鏡検診マニュアル』（医学書院）に沿い，いわゆる見逃し例と，成長が極端に速く，検査精度の限界を超える偽陰性例とを合わせて偽陰性例として扱い，検診後1年以内に発見されたすべての胃癌症例と逐年発見胃癌を合わせて，胃がん検診の偽陰性例とする定義がわかりやすい．
　したがって，偽陰性率について施設間の比較を正確に行うためには，もし偽陰性期間を1年としない場合は，提示する際に偽陰性期間を示すことが必要と考えられる．

3 細径内視鏡検査の偽陰性の実態

　『胃内視鏡検診マニュアル』での偽陰性の報告は3.4～50％であり，内視鏡検査の偽陰性率は想像以上に高いことが示されている．表V-1に示すように，経鼻内視鏡を中心とした細径内視鏡検査でも30％前後の偽陰性率が報告[3, 9~11]されており，通常径の経口内視鏡検査同様，一定の比率で偽陰性が存在する．これらの報告は，通常径の内視鏡とほぼ同等の結果であり，細径内視鏡であるがゆえに偽陰性率が高いということはないといえる．

表V-1 細径内視鏡による胃がん検診の偽陰性率

報告者	偽陰性期間	挿入部位	偽陰性率(%)	
小林	3年	経口	14.6	細径合計 35.4%
小林	3年	経鼻	20.8	
川田	3年	経鼻	28.6	
吉村	3年	経鼻	28.2	
吉川	1年	経鼻	34.4	

4 細径内視鏡検査の偽陰性対策

　『胃内視鏡検診マニュアル』でも述べられているが，偽陰性を減らすためには，内視鏡検査の精度管理の徹底が重要である．内視鏡診断能を構成する要素として川田ら[3]は，機器の性能，検査医の観察力・操作技術，周辺機器，診断環境を挙げているが，なぜ偽陰性が生じるのかを考えると，①術者因子，②機器因子，③受診者因子の3つの要因が考えられる．①の術者因子としては，検査医の診断能力や，粘液の処理などの診断環境，観察，撮影，記録，検査時間などが関係し，②の機器因子としては，スコープのスペック（画質，画角，操作性，光量，送気送水能，吸引能，特殊光）などが，周辺機器として生検鉗子などが大いに関係する．③の受診者因子としては，咽頭反射，食道裂孔ヘルニアの有無，H.pylori菌感染，胃がんの性状（発生時期，組織型，肉眼型，サイズ）などが関係する．

　内視鏡偽陰性を減らすためには，これらの因子を十分に認識し，丁寧な観察を行うことが大切である．さらに内視鏡経験年数が多い術者ほどがん発見率が高く，陽性反応的中度が高いとの報告[12]にもあるように，病変の的確な診断（診断力を向上し，見逃しを減らす）には経験が必要で，そのような観点から考えると，経口内視鏡観察に習熟してから経鼻内視鏡を用いた検査に入ることも偽陰性を減らすためには重要であろう．

　特に強調しておきたいことは，経口内視鏡と経鼻内視鏡では，観察方法が異なるということである．画角が狭く，光量が少ないスコープでは，観察上の盲点ができやすく，できるだけ近接で観察することが必要である．病変から1cmで近接観察をすれば，ハイビジョン型内視鏡と同等の画質が得られ，病変から1～2cmまでの近接観察が実用的であるとする報告[13]もみられるように，経鼻内視鏡に適した，近接でなめるように連続して観察するという方法を身につけることが重要である．

5 適切な撮影順序と撮影枚数

　内視鏡検診においては，適切な撮影順序を決めておくことが重要である．それは，観察死角を可能な限りなくした検査できちんと病変を拾い上げるためであり，見逃しを防ぐ目的でダブルチェックを行うためにも必要である．また，撮影枚数は経口内視鏡とのスペックの差を考えると，40枚程度を撮影していた経口内視鏡検査とは異なり，細径内視鏡にて近接で連続した部位を撮影することになれば，経口内視鏡より多めの記録が必要と考えられる．なお，検査の手順と画像については，『胃内視鏡検診マニュアル』にも具体的な撮影部位や検査のポイント[14]が述べられているが，経鼻内視鏡では通常径の内視鏡と観察方法が異なることを踏まえると，経鼻内視鏡を積極的に行っている専門医の撮影法[15〜21]などを参考にすることも必要であろう．

6 ダブルチェックの意義

　点検（フィルムレビュー）の重要性は『胃内視鏡検診マニュアル』にも述べられているとおり，多くの施設からの報告で指摘されている．ダブルチェックの意義は，診断された病変の確認と，撮影されているが認識あるいは診断されなかった病変の拾い上げを行うことで偽陰性を減らす効果が期待できることである．

　過去画像との比較には，電子ファイリングシステムの活用が容易で有用であるのは言うまでもないが，フィルムに記録された画像であっても，前回フィルムと丹念に比較し，ダブルチェックを行うことが必要である．

7 所見記載に関する工夫（鼻腔ルート詳細）

　所見記載に際しては，検査結果以外に，合併症の有無，挿入側鼻腔（左右）や挿入ルート（中鼻甲介下端または下鼻甲介下端），合併症などの記録が重要である．特に鼻出血の有無や程度の記録[22]として，最後に鼻腔の撮影（挿入ルートの鼻甲介を含めて）を1枚残しておくことなども次回検査時の有用な情報となる．経鼻内視鏡には通常径経口内視鏡と異なった鼻出血や抜去困難などの合併症がみられる場合があり，経鼻内視鏡検査にクリティカルパスの活用も有用であろう[23]．

（小林正夫）

● 参考文献
1）乾　正幸，乾　純和，大和田　進，他：経鼻内視鏡スクリーニングの実態と問題点―住民検診の立場から．胃と腸 47：927-937，2012
2）萩原廣明，山下由紀子，八木　茂，他：多施設内視鏡胃癌個別検診における経鼻内視鏡の現状と精度．日消がん検診誌 47：683-692，2009
3）川田和昭，小林秀昭，吾川弘之，他：経鼻内視鏡スクリーニングの実態と問題点―人間ドックの立場から．胃と腸 47：917-

926, 2012
4) 宮脇哲丸, 野瀬道宏：経鼻内視鏡スクリーニングの実態と問題点—外来診療の立場から. 胃と腸 47：904-916, 2012
5) Toyoizumi H, Kaise M, Arakawa H, et al.：Ultrathinendoscopy versus high-resolusion endoscopy for diagnosing superficial gastric neoplasia. Gastrointest Endosc 70：240-245, 2009
6) Hayashi Y, Yamamoto Y, Suganuma T, et al.：Comparison of the diagnostic utility of the ultrathin endoscope and the conventional endoscope in early gastric cancer screening. Dig Endosc 21：116-121, 2009
7) 渋谷大助：3 内視鏡検査の偽陰性とその対策. 胃内視鏡検診標準化研究会(編)：胃内視鏡検診マニュアル. 医学書院, p30, 2010
8) 第49回日本消化器がん検診学会大会抄録：日消がん検診誌 49：102-104, 2011
9) 小林正夫, 三崎文夫, 富田照見, 他：スクリーニング検査における経鼻内視鏡の現状—見逃し例の検討から. 消化器内視鏡 20：529-536, 2008
10) 吉村理江, 志賀典子, 吉村大輔, 他：経鼻内視鏡スクリーニングにおける胃癌偽陰性の検討. 胃と腸 47：948-956, 2012
11) 吉川裕之, 相田佳代, 濱田理一郎：経鼻内視鏡スクリーニングにおける胃癌偽陰性の検討—任意型検診の立場から. 胃と腸 47：957-965, 2012
12) 満崎克彦, 木下昭雄, 釆田憲昭, 他：経験年数別にみた胃内視鏡検診の検討. 日消がん検診誌 44：298-305, 2006
13) 大高雅彦, 佐藤 公, 山口達也, 他：経鼻内視鏡と経口内視鏡の診断能の差—細径経鼻内視鏡 vs ハイビジョン経口内視鏡. 消化器内視鏡 22：765-771, 2010
14) 細川 治, 草野 健：17 検査の手順と画像. 胃内視鏡検診標準化研究会(編)：胃内視鏡検診マニュアル. 医学書院, p12-19, 2010
15) 長浜隆司：経鼻内視鏡によるスクリーニング—私はこうしている. 胃と腸 47：967-971, 2012
16) 河合 隆, 福澤麻理, 杉本弥子, 他：経鼻内視鏡によるスクリーニング—私はこうしている. 胃と腸 47：972-976, 2012
17) 三原修一, 長島不二夫, 川口 哲：経鼻内視鏡によるスクリーニング—私はこうしている—経口挿入の立場から. 胃と腸 47：977-979, 2012
18) 安田 貢, 青木利佳, 曽我部正弘, 他：経鼻内視鏡によるスクリーニング—私はこうしている. 胃と腸 47：980-982, 2012
19) 小林正夫：経鼻内視鏡によるスクリーニング—私はこうしている. 胃と腸 47：983-987, 2012
20) 辰巳嘉英：経鼻内視鏡によるスクリーニング—私はこうしている. 胃と腸 47：989-993, 2012
21) 前田晃作, 道田知樹：経鼻内視鏡によるスクリーニング—私はこうしている. 胃と腸 47：994-995, 2012
22) Mori A, Ohashi N, Maruyama T, et al.：A proposal for grading nasomucosal injury as a complication of transnasal endoscopy. Endoscopy 40：E60, 2008
23) 辰巳嘉英, 原田明子, 松本貴弘, 他：経鼻内視鏡を用いた上部消化管スクリーニング検査の要点. Gastroenterol Endosc 50：3076-3088, 2008

VI

細径内視鏡検査実施にあたっての研修と教育

細径内視鏡を経口挿入する場合のテクニックは，従来の通常径の内視鏡を用いた検査と大きな違いはない．ここでは細径内視鏡を用いた経鼻内視鏡検査に関する研修と教育について記述する．

1 検査医の資格

「経鼻内視鏡であれば受診者の苦痛が少ないから」という理由で，経口内視鏡のトレーニングを十分に受けていない医師が内視鏡検査を行うケースが少なくないと聞く．経口内視鏡の経験が少ないまま経鼻内視鏡を始めると，スコープ操作が雑になって「苦痛な経鼻内視鏡」となる可能性もある．また胃検診は胃がんを，それも早期胃癌の段階で診断することが最大の目的である．内視鏡診断のトレーニングを十分に積んだうえで検査を行わないと，かえって検診受診者の不利益を招いてしまうことを肝に銘じておく必要があるだろう．

具体的な検査医の資格に関しては『胃内視鏡検診マニュアル』(医学書院)を参照していただきたいが，経鼻内視鏡は，その特性を十分に理解し，内視鏡診断学にも長け，出血や穿孔といった事態にも対処できる消化器内視鏡学会専門医クラスの熟練検査医が行うことが望ましいと考える．

2 研修と教育の必要性

経鼻内視鏡は細径内視鏡を鼻腔に挿入する点，また通常径の内視鏡とは異なるスコープ特性を有する点に留意する必要がある．最近よく耳にするようになった「苦痛な経鼻内視鏡」は，不適切な前処置，鼻咽頭解剖の理解不足，あるいは粗雑なスコープ操作などに起因することが多いようである．「見よう見まね」で経鼻内視鏡を始めたのでは，受診者に思わぬ苦痛を与えたり，病変の正確な診断ができない可能性も出てくる．

以下に経鼻内視鏡研修のポイントを挙げておく．

- 経鼻内視鏡特有のインフォームド・コンセント：Ⅲ章-1「インフォームド・コンセントの実際」の項(20頁)を参照．
- 極細径スコープの特性：外径，シャフトの硬軟，メーカーによる特性の違い，メインテナンス，など．
- 的確な前処置：安全な挿入ルートの確保，確実な鼻粘膜麻酔，偶発症の軽減，など
- スコープの操作法：検査中はスコープを外鼻孔近くで保持，そして少しずつ，ゆっくりとスコープを動かすのが原則である．
- 偶発症への対応：Ⅲ章-2「偶発症とその対処法」の項(20頁)を参照．
- 検査終了後の注意事項：Ⅲ章「インフォームド・コンセントとリスク管理」(19頁)を参照．

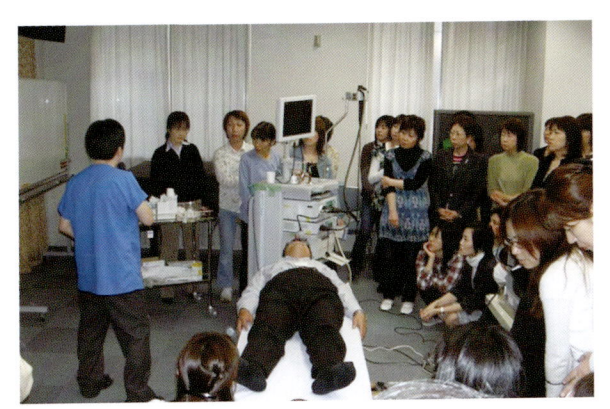

図Ⅵ-1　第1回静岡コメディカルのための経鼻内視鏡勉強会
（2007年4月14日）

3　研修と教育の実際

A　検査医

　成書やDVDで知識やテクニックを学んでおくことはもちろんのこと，経鼻内視鏡に関した研究会へも積極的に参加すべきである．さらに，経鼻内視鏡検査件数の多い施設での見学・研修を行うことが望ましい．実際の前処置や検査の流れ，検査中の受診者への説明などを目の当たりにすることは，成書にはないちょっとしたコツを身につける絶好の機会である．その意味で，経鼻内視鏡検査を多く実施している施設には，見学・研修を積極的に受け入れていただきたい．

B　コメディカル

　安全な経鼻内視鏡検査のためには，いかに的確な前処置が行われるかが重要な位置を占めると考えられる．前処置はコメディカルが担当する施設が多いと思われるので，やはり正確な知識や手技を身につけてもらう必要がある．筆者が世話人を務める静岡経鼻内視鏡研究会では，2007年4月より「静岡コメディカルのための経鼻内視鏡勉強会」を企画，これまでに12回の勉強会を開催してきた．病院施設を利用してライヴデモンストレーションで前処置を見てもらい（図Ⅵ-1），その後にディスカッションを行う形式である．安全な経鼻内視鏡による検診を普及させるためには，各地域でこのような研修に取り組むのも一策と考えられる．

C　内視鏡検診実施主体

　内視鏡検診実施主体は，検診に参加する検査医の技量向上や診断精度の向上の一翼を担う義務がある．読影委員会によるダブルチェックのみならず，検査医に対して各種研究会への積極的な参加を呼びかけていただきたい．場合によっては，参加指定の研修会を設定し，その会への参加を義務付けるといった方法も考慮すべきであろう．

〔川田和昭〕

VII

症例提示

症例 1　初回発見例

70歳代，男性

- 部位：① 下咽頭右梨状陥凹〜後壁
  ② 下咽頭後壁
- 肉眼型：① type 0-Ⅱb＋Ⅱa
  ② type 0-Ⅰs
- 大きさ：① 29 × 34 mm
  ② 10 × 8 mm
- 組織型：① squamous cell carcinoma
  ② squamous cell carcinoma, well differentiated
- 深達度：① Sep（腫瘍の厚み：1,100 μm）
  ② Sep（腫瘍の厚み：3,400 μm）

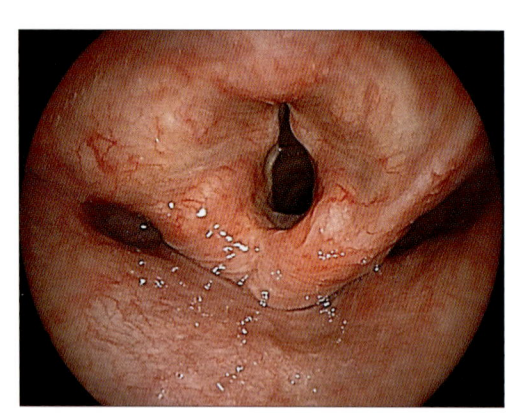

図1　経鼻内視鏡像：平常時

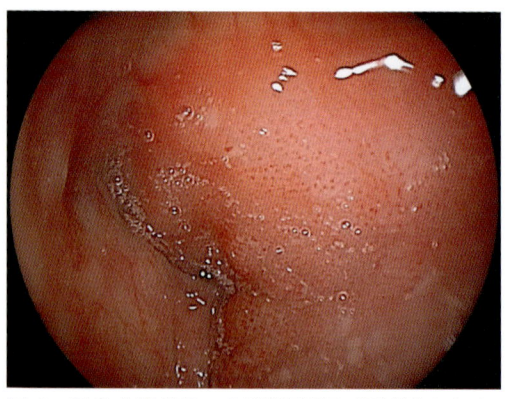

図2　経鼻内視鏡像：右梨状陥凹に領域性のある発赤

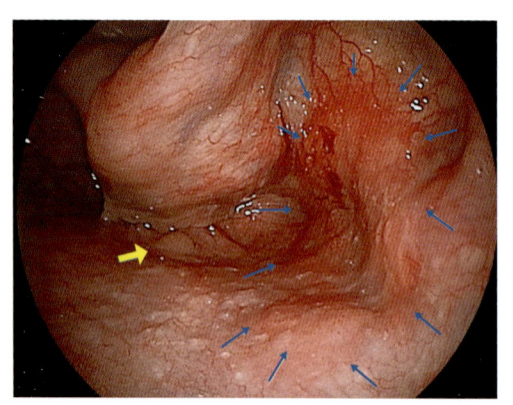

図3　Valsalva法による遠景像で病変の全体像を把握（青矢印：病変①，黄色矢印：病変②）

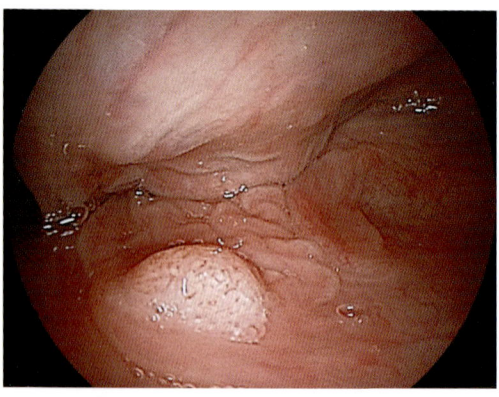

図4　下咽頭後壁に隆起性病変あり

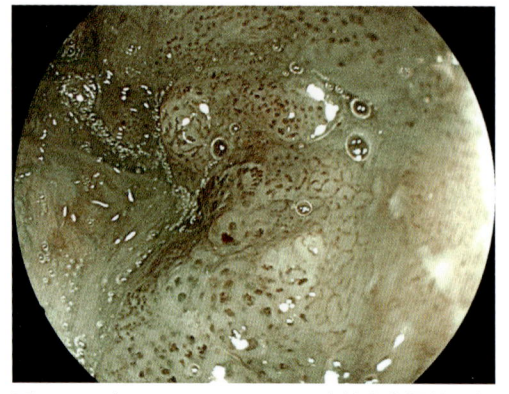

図5　BLI（Blue LASER Imaging）拡大内視鏡，右梨状陥凹にB1血管

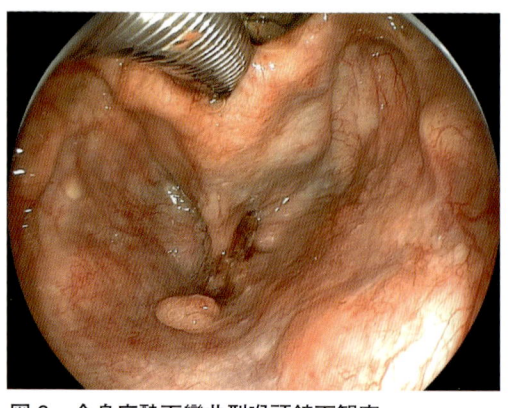

図6　全身麻酔下彎曲型喉頭鏡下観察

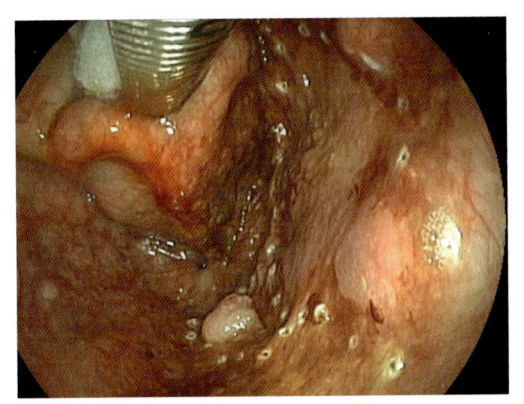

図7 術中ヨード染色とマーキング

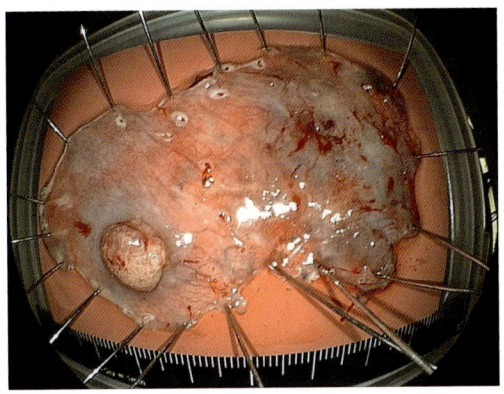

図8 新鮮切除標本（標本 61 × 37 mm）

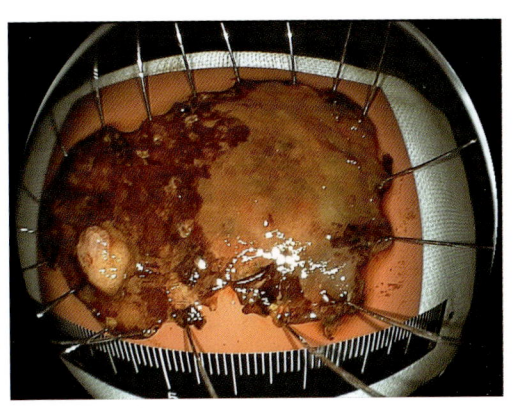

図9 ヨード染色

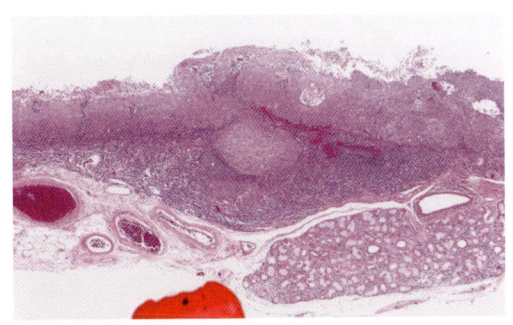

図10 病変①の光顕像

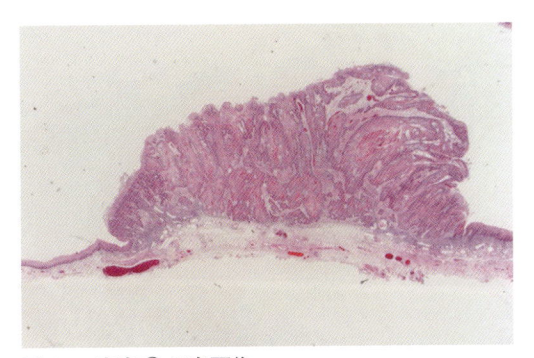

図11 病変②の光顕像

■ コメント

　食道表在癌の治療目的で紹介された症例．術前の経鼻内視鏡検査で，右梨状陥凹に領域性のある発赤（病変①）で拾い上げた．Valsalva法により，下咽頭後壁にも病変②を指摘したが，拡大内視鏡では，病変②は観察できなかった．ハイリスク症例では咽喉頭にも注意が必要で，経鼻内視鏡は反射が少ないぶん，じっくり観察できる利点がある．また検査法の工夫で，通常は一部が死角となっている下咽頭〜食道入口部の広域観察が可能である．

（川田研郎）

症例 2　初回発見例

60歳代，男性
部位　胃体中部　後壁
肉眼型　type 0-IIc
大きさ　18 × 15 mm
組織型　tub1
深達度　M

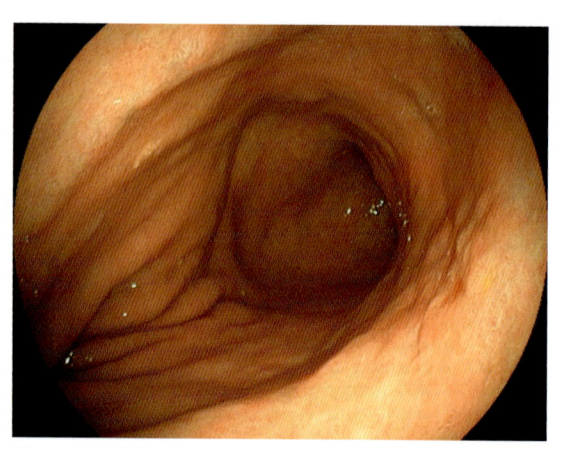

図1　経鼻内視鏡像：胃体部見下ろし観察

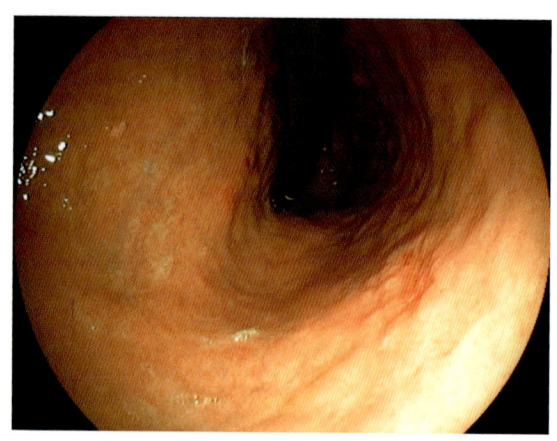

図2　経鼻内視鏡像：胃体部反転観察

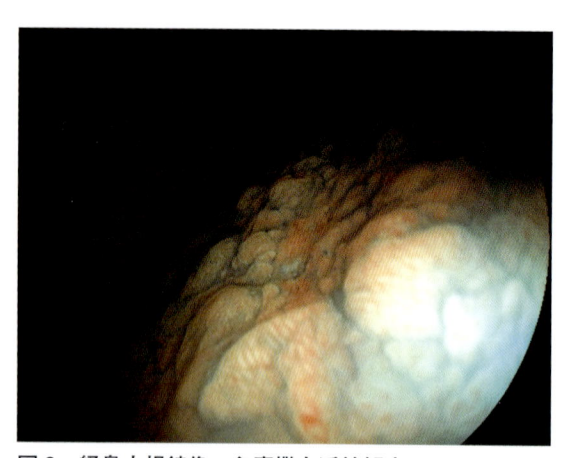

図3　経鼻内視鏡像：色素撒布近接観察

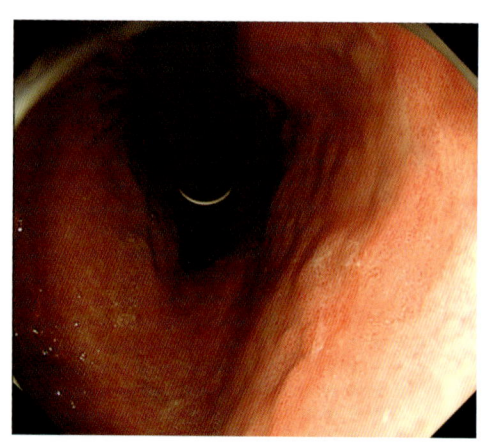

図4　経口内視鏡像

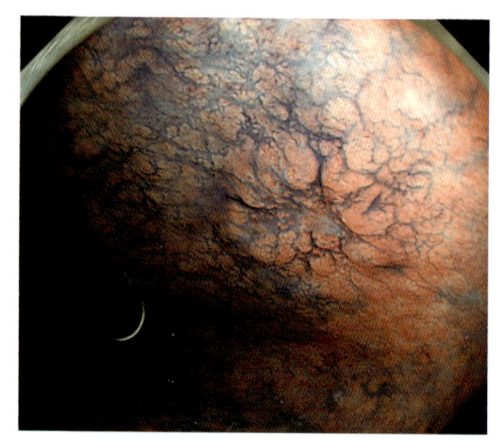

図5　経口内視鏡像：色素撒布

Ⅶ 症例提示

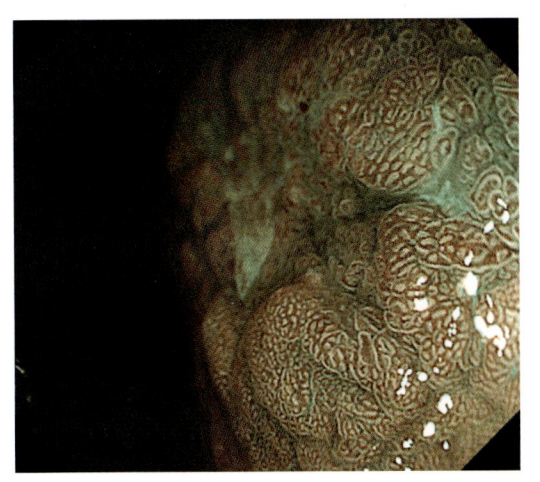

図6 拡大内視鏡像：NBI

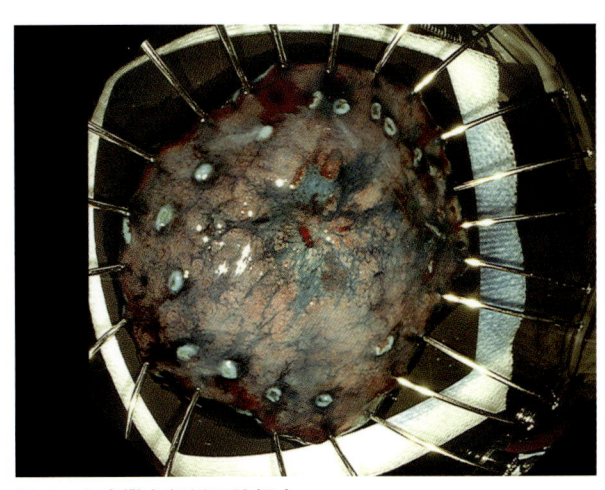

図7 色素撒布新鮮切除標本

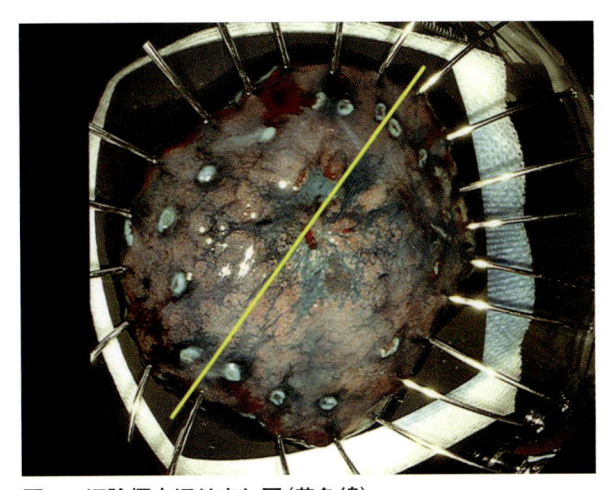

図8 切除標本切り出し図(黄色線)

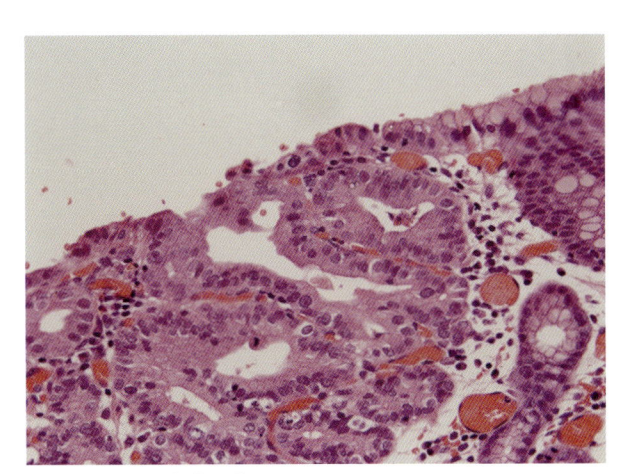

図10 切除標本光顕像

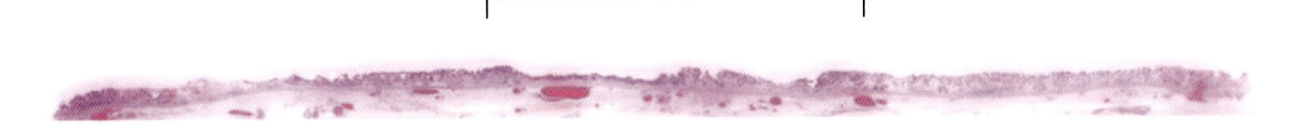

図9 切除材料ルーペ像(└─┘部：癌の範囲)

■ コメント

　人間ドックにおける胃内視鏡検診で，経鼻内視鏡を用いて発見された．萎縮粘膜を背景とする陥凹型癌である．ルーチン検査のなかで当初反転観察では気付かなかったが，見下ろしでの観察で病変を発見した．インジゴカルミン撒布後，近接観察することで陥凹内の顆粒状変化や辺縁の蚕食像を認識し，Ⅱc型胃癌と診断可能であった．体部後壁は観察しにくい部位であり，反転と見下ろしの両方向からの観察の重要性を再認識した．

(圓尾隆典)

症例 3　初回発見例

50歳代，男性　　肉眼型 type 0-IIc　　組織型 sig
部位 胃体中部　後壁　　大きさ 20 × 12 mm　　深達度 M

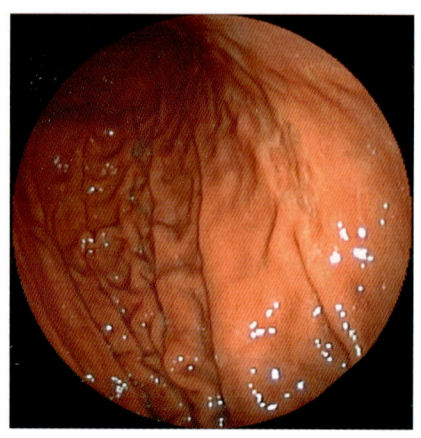

図1　経鼻内視鏡像：見下ろし

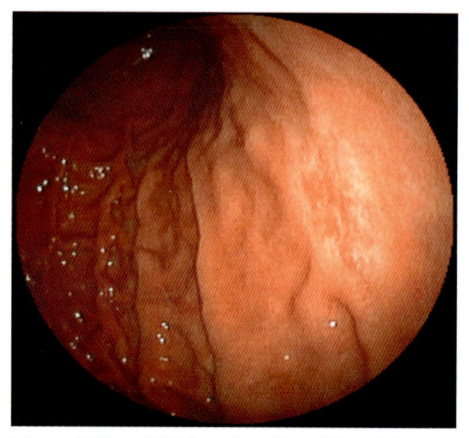

図2　経鼻内視鏡像：空気量を増して近接

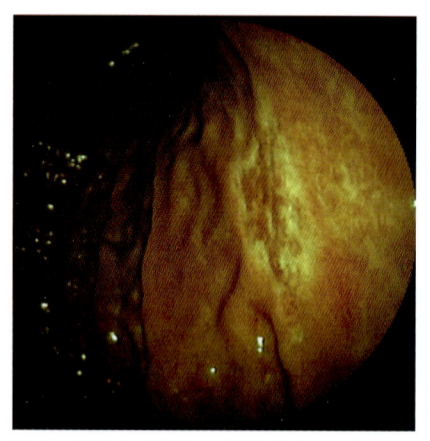

図3　経鼻内視鏡像：特殊光（FICE）

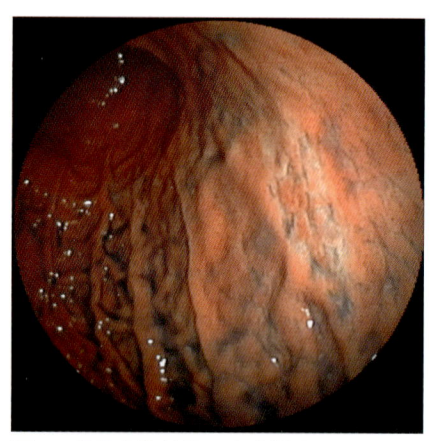

図4　経鼻内視鏡像：色素撒布

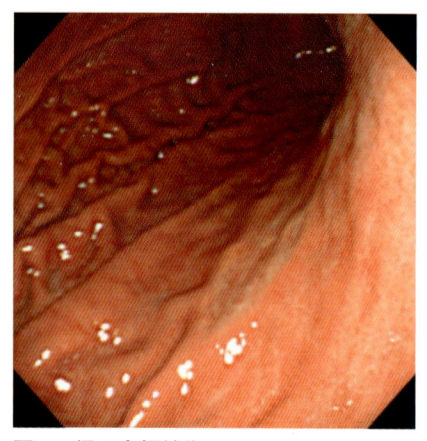

図5　経口内視鏡像

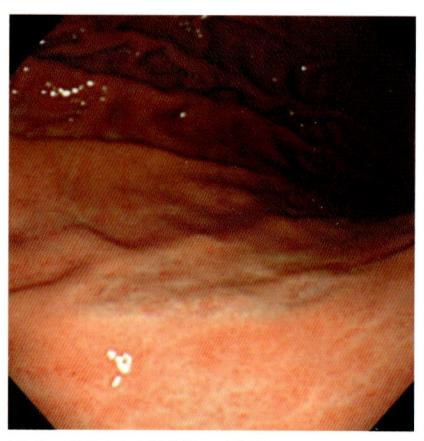

図6　経口内視鏡像：近接

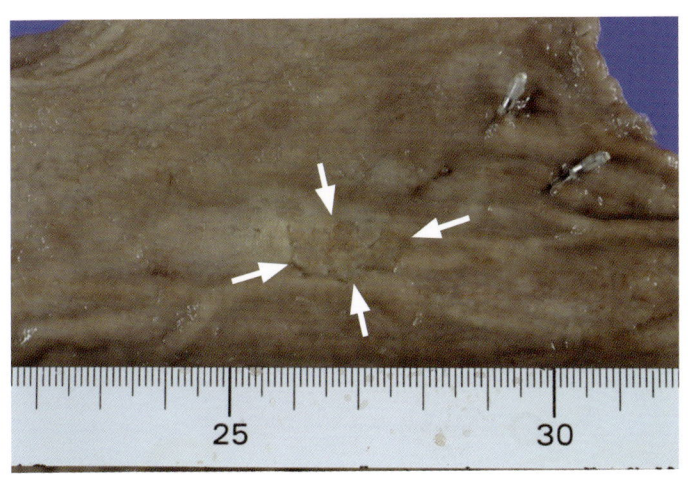

図7　切除標本

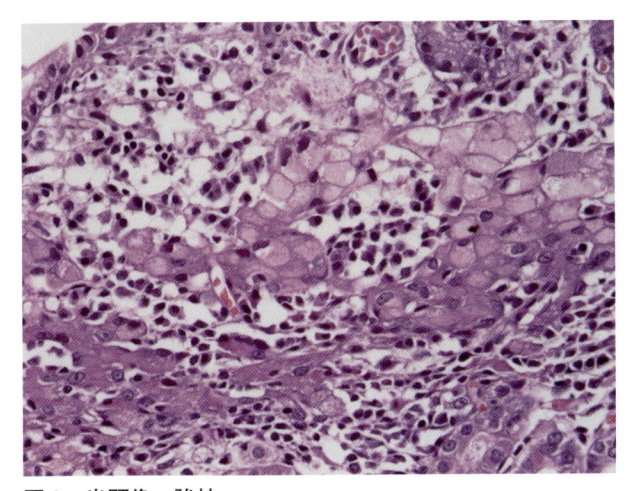

図8　光顕像：強拡

■ コメント

　人間ドックでは従来X線検査を受けており，今回が初回の経鼻内視鏡検査であった．胃体中部後壁の褪色調のIIc病変であるが，経鼻内視鏡は先端部の曲率半径が小さいため，経口内視鏡と比較して正面視が容易であった．また特殊光(FICE)観察が病変範囲の確認に有効であった．

(川田和昭)

症例 4　経鼻内視鏡発見例（経口内視鏡偽陰性）

60歳代，男性　　肉眼型 type 0-Ⅱa＋Ⅱc 腺腫　　組織型 adenoma
部位 胃角部　後壁　　大きさ 18×16 mm

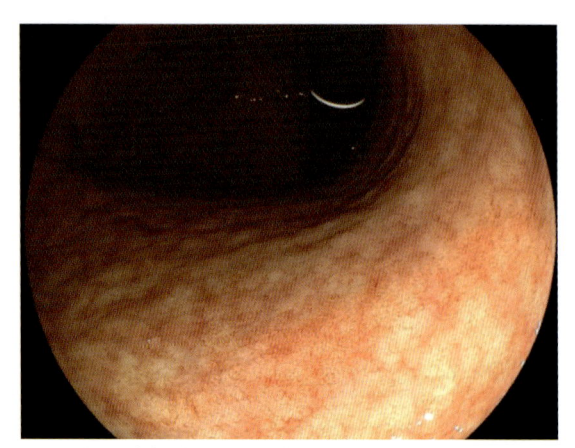

図1　経口内視鏡像：胃角部後壁

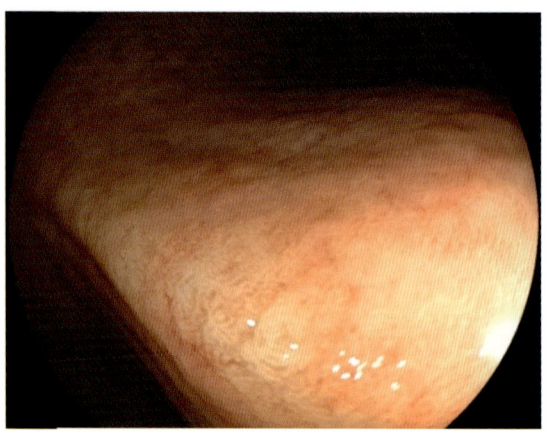

図2　経口内視鏡像：胃角部後壁近接

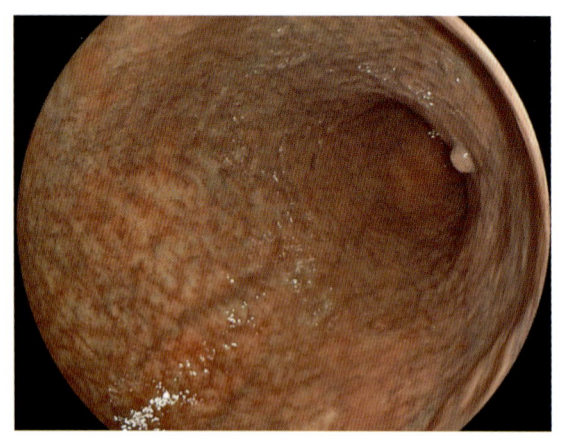

図3　経口内視鏡像：胃前庭部の既知の腺腫

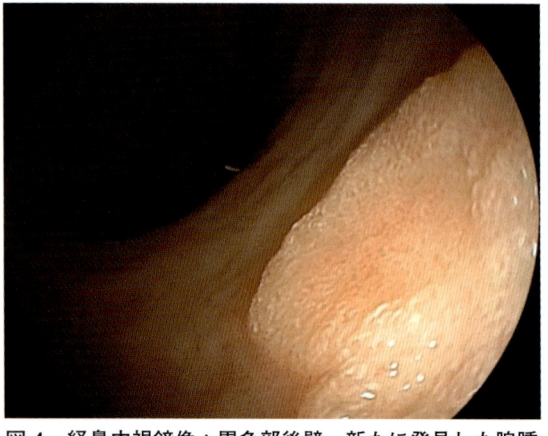

図4　経鼻内視鏡像：胃角部後壁．新たに発見した腺腫

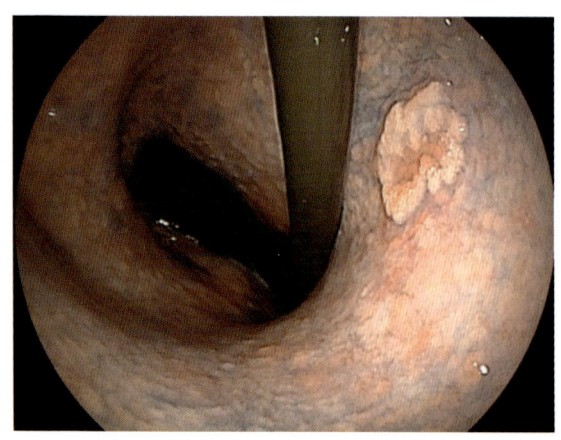

図5　経鼻内視鏡像：色素撒布

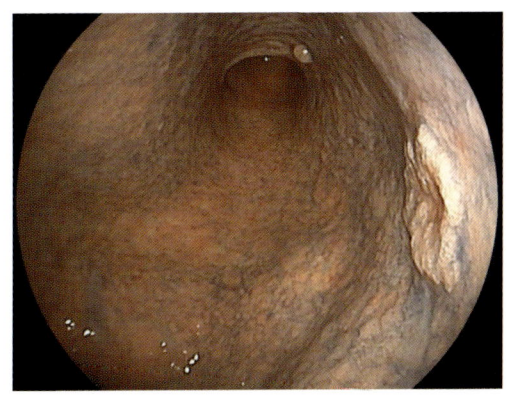

図6　経鼻内視鏡像：胃前庭部色素撒布．2個の腺腫

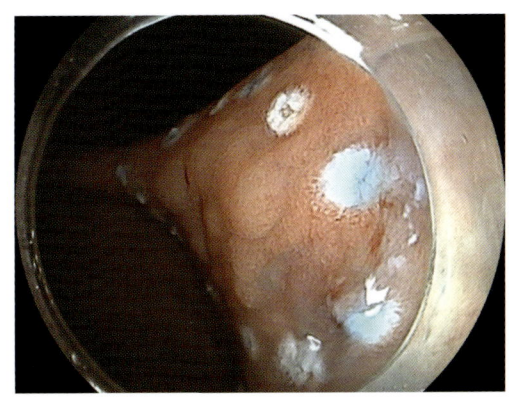

図7　フードを用いてマーキング

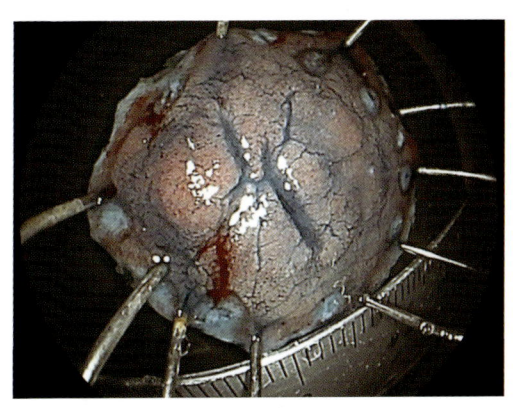

図8　色素撒布新鮮切除標本

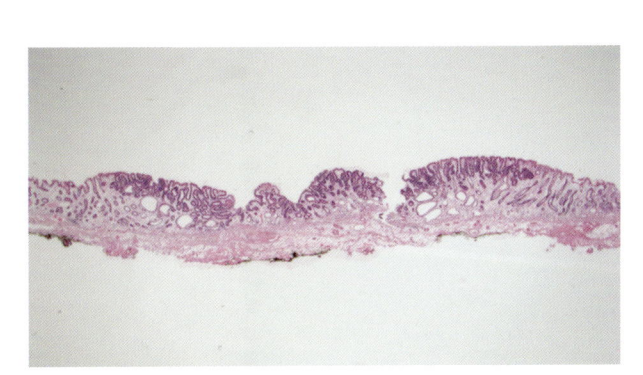

図9　切除標本ルーペ像

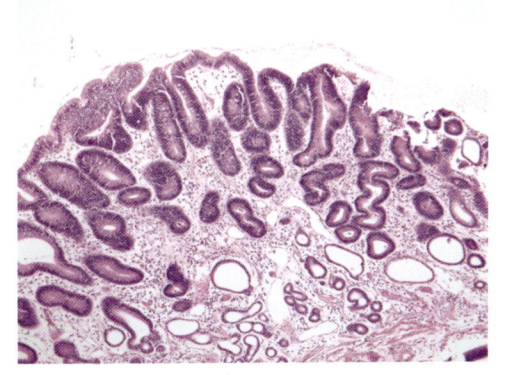

図10　切除標本光顕像

■ コメント

　胃前庭部小彎にⅡa様腺腫を指摘され，経口拡大内視鏡で精査．約1か月後，経鼻内視鏡でフォローしたところ，胃角部後壁にⅡa＋Ⅱc様病変を新たに発見した．後日，このⅡa＋Ⅱc型病変に対してESDを施行した．マーキングの際，経口内視鏡では病変の正面視はしづらく，フードを利用しマーキングを行った．ESDは成功し，病理診断は腺腫であった．経鼻内視鏡は曲率半径が小さく，胃角部周辺などの病変を正面視しやすい．実際，胃角部小彎後壁周辺の病変のESD時には，経鼻内視鏡では容易であった正面視が，経口内視鏡では困難なことがしばしばある．経鼻内視鏡は運動性能がよいため，場所によっては病変の検出や詳細観察に向いている場合がある．

（森　昭裕）

症例 5　偽陰性例

40 歳代，女性
部位 胃体下部　大彎
肉眼型 type 0-Ⅱc
大きさ 5×5 mm
組織型 sig
深達度 M

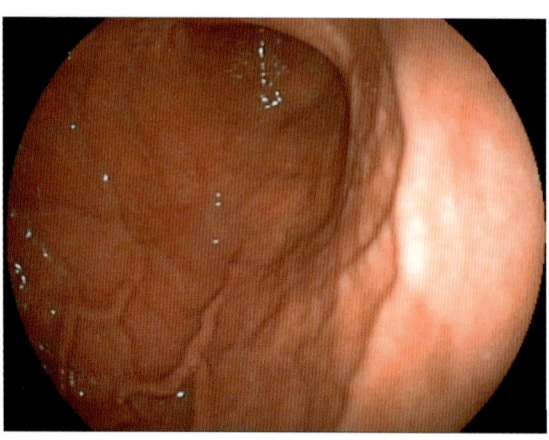

図1　前年の経鼻内視鏡像：遠景．胃体下部大彎

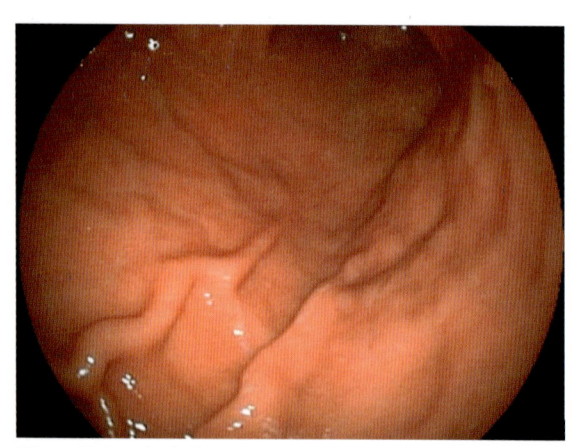

図2　前年の経鼻内視鏡像：近接

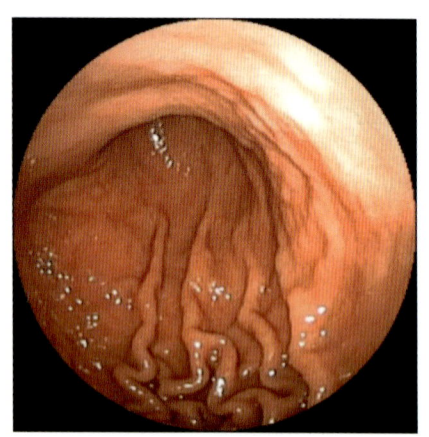

図3　発見時の経鼻内視鏡像：見下ろし．遠景

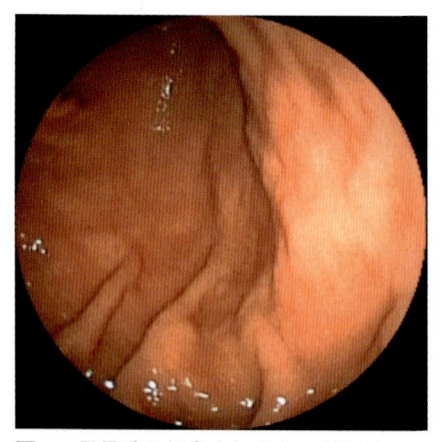

図4　発見時の経鼻内視鏡像：見下ろし

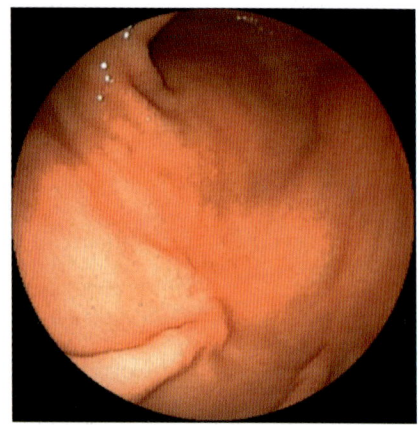

図5　経鼻内視鏡像：近接

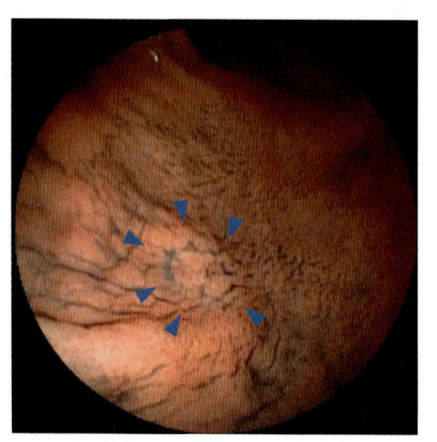

図6　経鼻内視鏡像：色素撒布

Ⅶ 症例提示

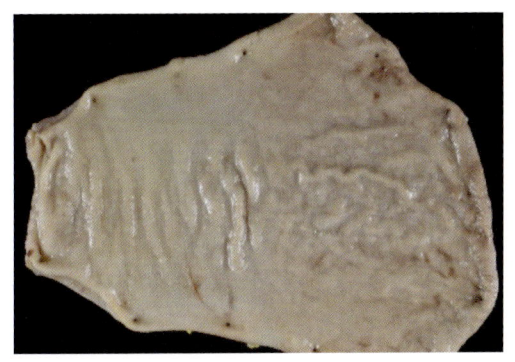

図7 固定切除標本

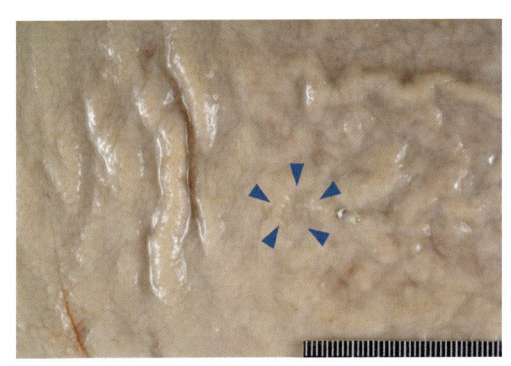

図8 固定切除標本：拡大

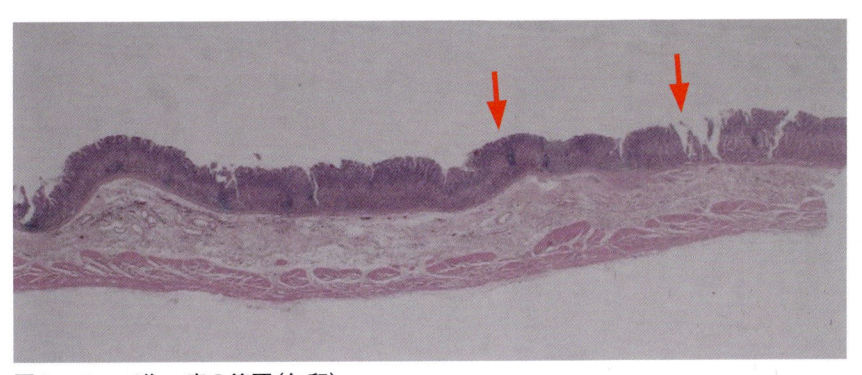

図9 ルーペ像：癌の範囲(矢印)

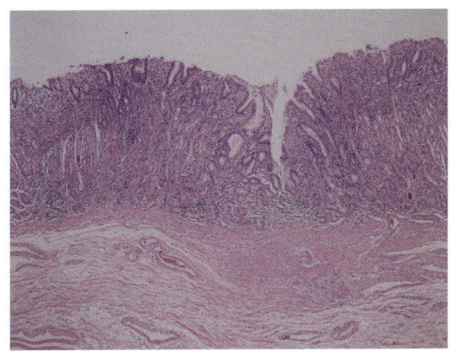

図10 光顕像：弱拡

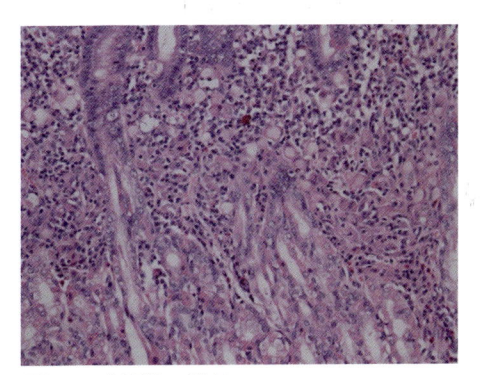

図11 光顕像：強拡

■ コメント

　前年の検診において，経鼻内視鏡検査で病変を見出さなかった．発見時経鼻内視鏡で，胃体下部大彎前壁寄りに小さな限局性の褪色調粘膜を認めた．色素撒布で比較的境界明瞭な，ごく浅い陥凹性病変として認められ，境界部は凹凸不整の蚕食像を呈していた．生検の結果，Group 5 の診断で外科的切除が行われた．外科的切除後の病理学的検索で，肉眼型 0-Ⅱc，大きさ 5×5 mm，組織型 signet-ring cell carcinoma，深達度 M の微小胃癌であった．前年に行った経鼻内視鏡画像の再検討では小褪色域が示現される．胃底腺領域の観察では，色調変化に留意し，異常が疑われる場合には積極的に色素撒布を行い，近接して空気量を変えながら注意深く観察することで微小胃癌の発見も可能となる．

(満崎克彦，神尾多喜浩)

症例 6　偽陰性例

60歳代，男性　　肉眼型 type 0-Ⅱc+Ⅱa　　組織型 tub2＞tub1
部位 胃前庭部　大彎　　大きさ 11×6 mm　　深達度 M

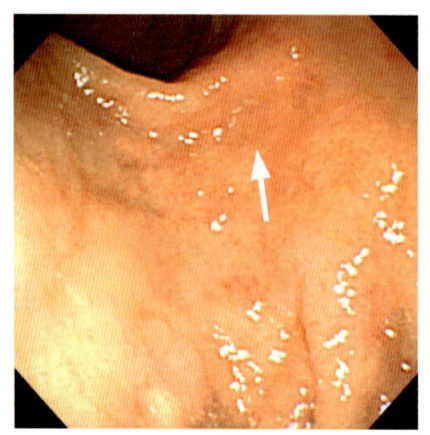

図1　1年前の経鼻内視鏡像：胃前庭部大彎

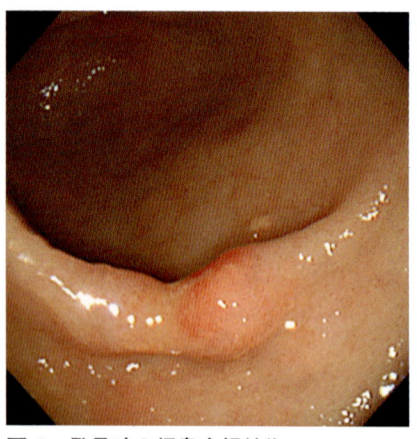

図2　発見時の経鼻内視鏡像：胃前庭部大彎

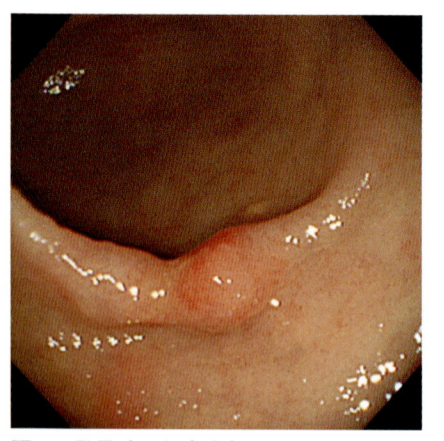

図3　発見時の経鼻内視鏡像：近接

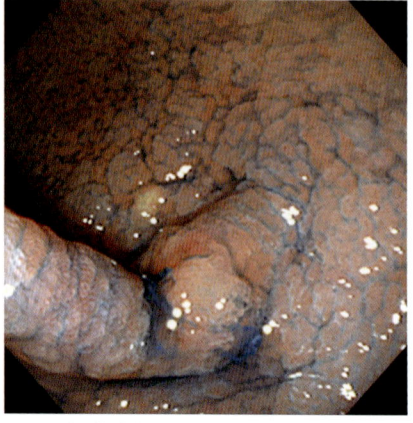

図4　経鼻内視鏡像：色素撒布

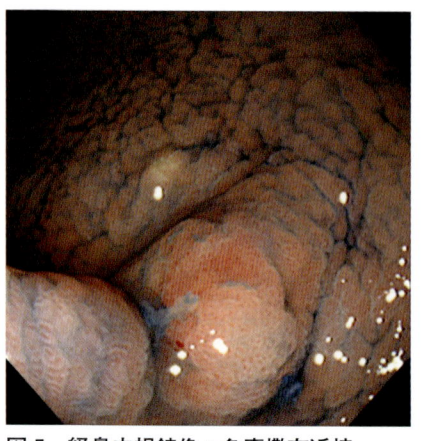

図5　経鼻内視鏡像：色素撒布近接

Ⅶ　症例提示

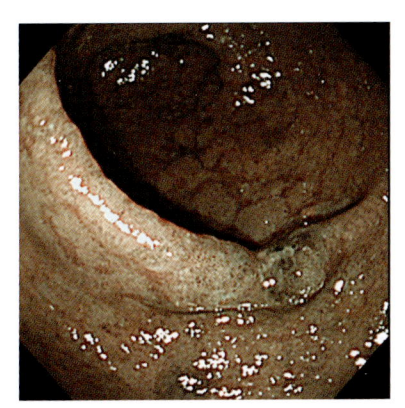

図6　経鼻内視鏡像：NBI

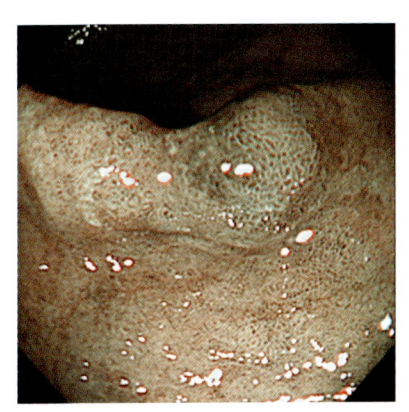

図7　経鼻内視鏡像：NBI 近接

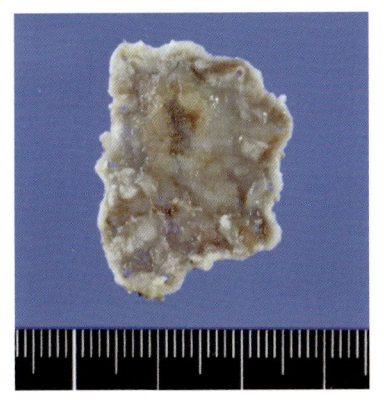

図8　固定切除標本

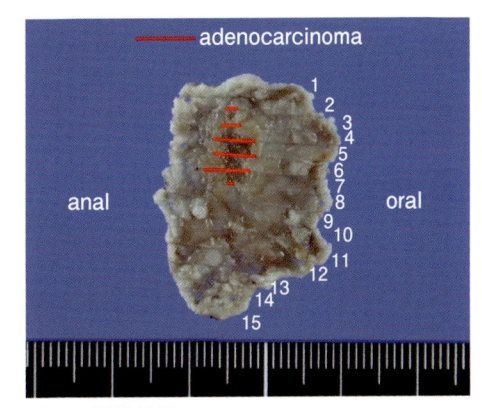

図9　再構築図

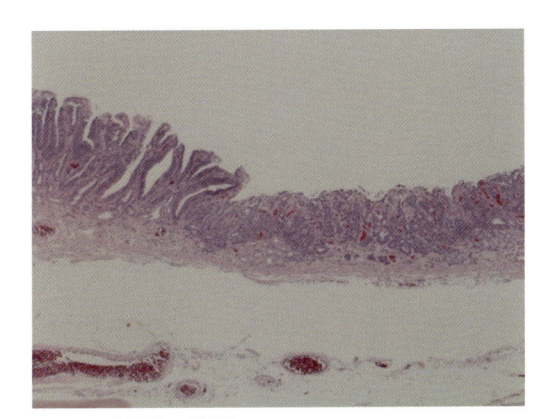

図10　光顕像：弱拡

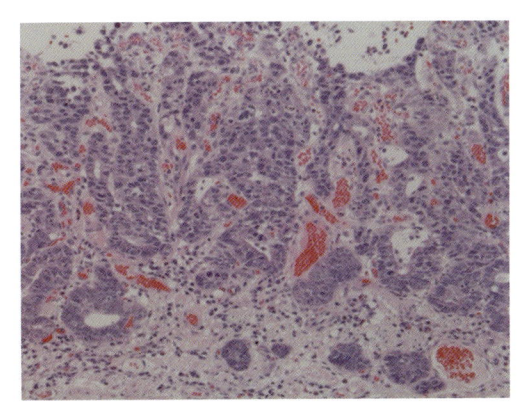

図11　光顕像：強拡

■ コメント

　2年前に他院で H.pylori 除菌が施行された．1年前の内視鏡検査では，胃前庭部大彎に病変は指摘できなかった．発見時内視鏡検査では，同部位に一部に陥凹を伴う発赤する隆起性病変を認め，早期癌と診断できる．発見時の尿素呼気試験と便中 H.pylori 抗原はともに陰性であった．本例のように背景胃粘膜の萎縮の強い例では，H.pylori 除菌後も発がんのリスクが高く，定期的な内視鏡検査が必要である．

（萩原廣明）

症例 7 偽陰性例

60歳代，男性
部位 胃前庭部　前壁
肉眼型 type 0-IIc
大きさ 10 × 5 mm
組織型 sig
深達度 M

図1　前年の経鼻内視鏡像：胃前庭部

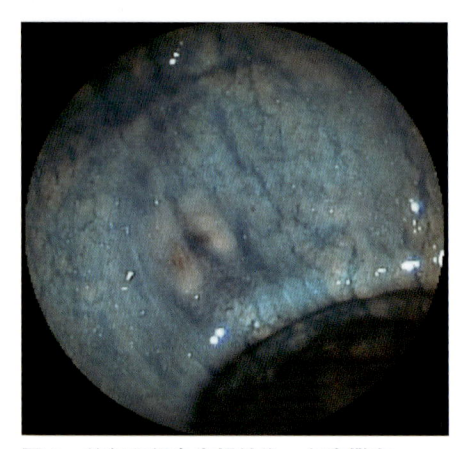

図2　前年の経鼻内視鏡像：色素撒布

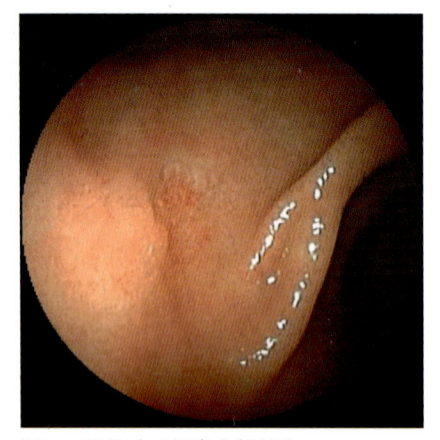

図3　発見時の経鼻内視鏡像

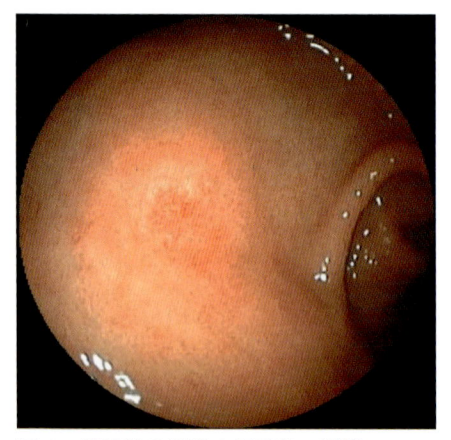

図4　発見時の経鼻内視鏡像：近接

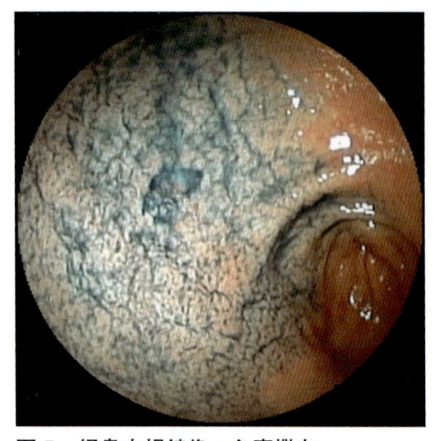

図5　経鼻内視鏡像：色素撒布

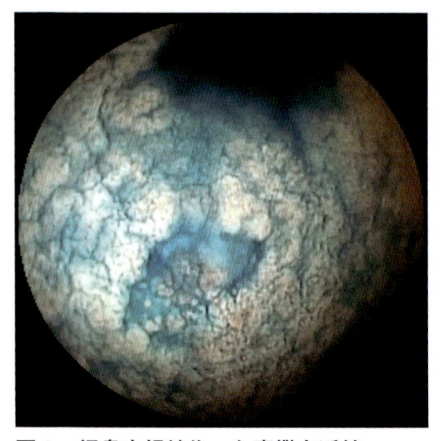

図6　経鼻内視鏡像：色素撒布近接

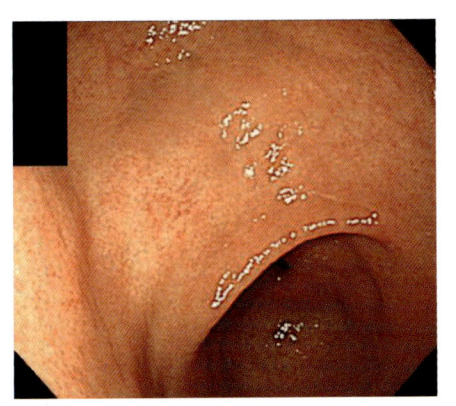

図7 経口内視鏡像(精密検査)

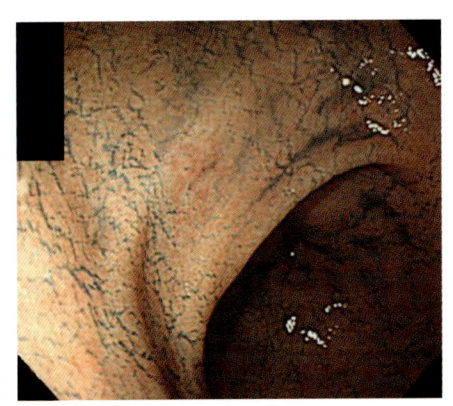

図8 経口内視鏡像：色素撒布

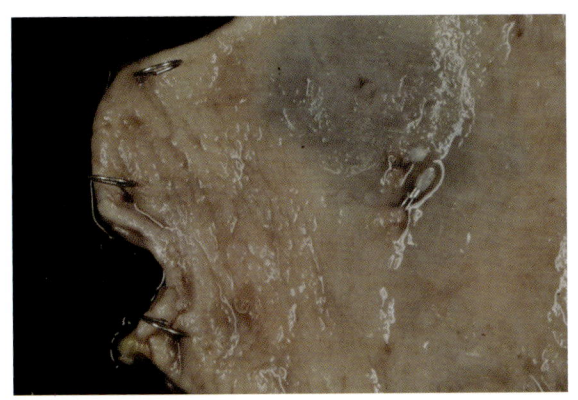

図9 固定切除標本

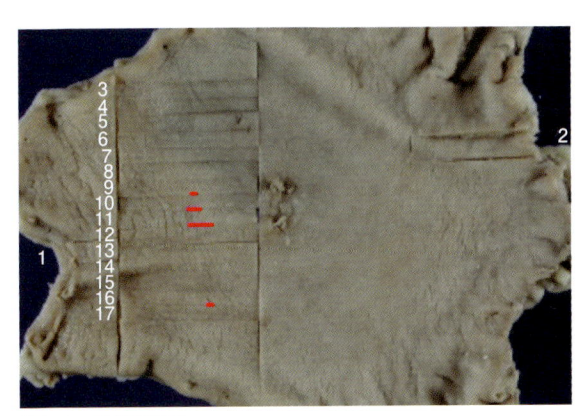

図10 再構築図

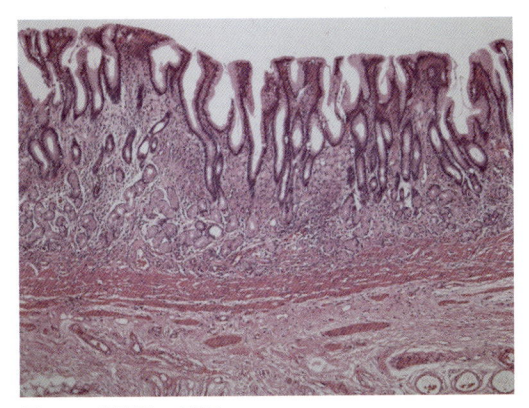

図11 光顕像：弱拡

■ コメント
　発見時，胃前庭部前壁のやや褪色調の浅い陥凹は色素撒布によって辺縁明瞭化した．生検はGroup 1であったが，生検偽陰性と判断し要精密検査とした．精密検査では除菌後で病変はむしろ不明瞭化したが，生検でGroup 5，印環細胞癌が得られた．1年前の内視鏡検診ではわずかな発赤に気付いたが，粘液除去不十分のまま色素撒布しており病変が見逃されていた．

（吉村理江，原田直彦）

症例 8 偽陰性例

80歳代，男性
部位 胃体上部　後壁
肉眼型 type 0-Ⅱc
大きさ 10×8 mm
組織型 tub1
深達度 SM

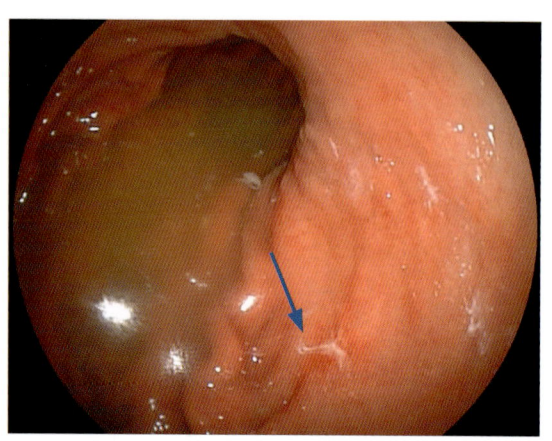

図1　1年前の経鼻内視鏡像：胃体上部後壁

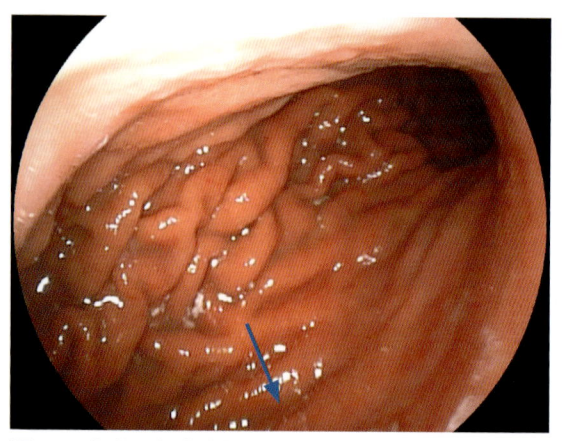

図2　1年前の経鼻内視鏡像：遠景

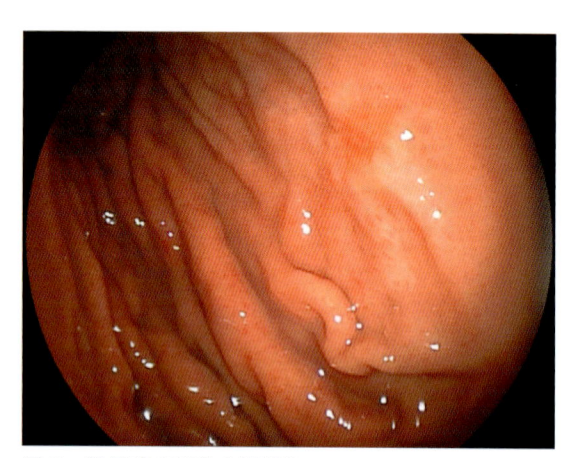

図3　発見時の経鼻内視鏡像

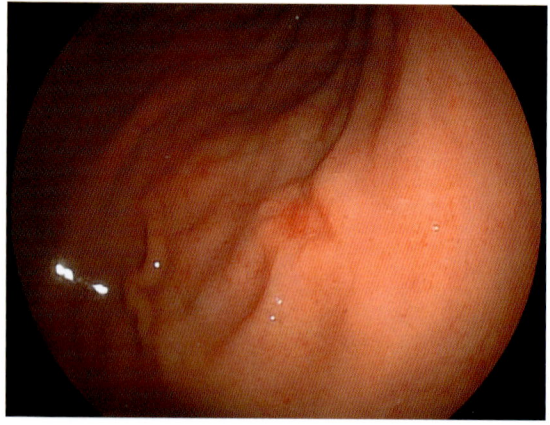

図4　発見時の経鼻内視鏡像

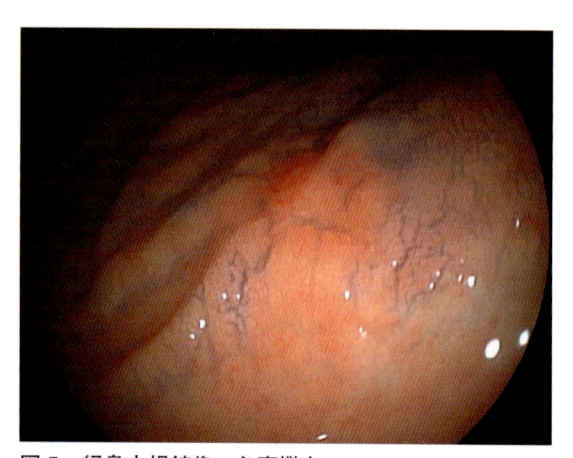

図5　経鼻内視鏡像：色素撒布

Ⅶ 症例提示

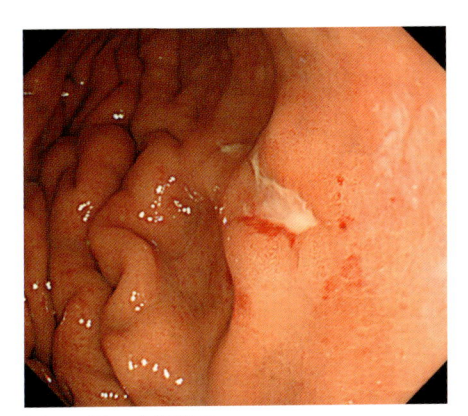

図6 経口内視鏡像

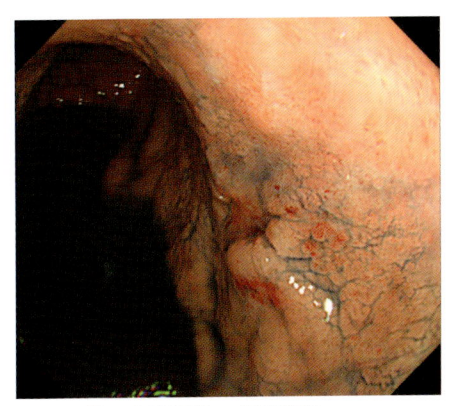

図7 経口内視鏡像：色素撒布

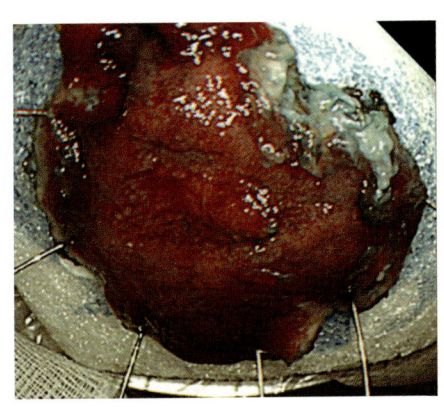

図8 新鮮切除標本

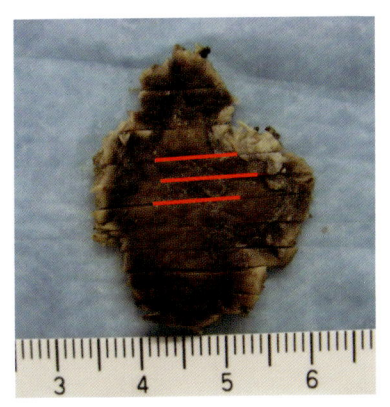

図9 再構築図

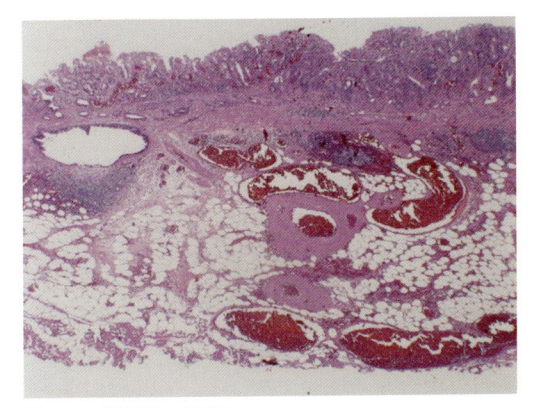

図10 光顕像：弱拡

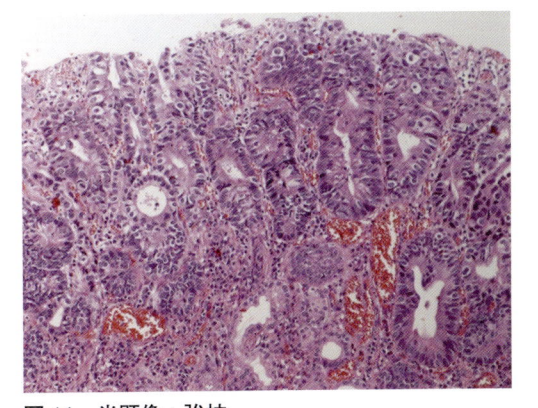

図11 光顕像：強拡

■ コメント

　内視鏡送水装置の導入前で，洗浄不足が原因で偽陰性に陥った症例である．胃内に白色粘液が多数存在し，注射器による生理食塩水噴注を繰り返したが，十分でないままに観察を行った．その結果，胃体部後壁の発赤病巣の上に白色粘液が残り，病巣を見落とした結果となった．次年度の検診で発見することができたが，粘膜下層浸潤癌であった．経鼻内視鏡では十分に粘膜面を洗い，粘膜面との適切な距離をもって観察する必要性がある．

(細川　治，真田治人，柳本邦雄)

症例 9 偽陰性例

70歳代，男性
部位 胃体中部 大彎
肉眼型 type 0-IIb
大きさ 33 × 23 mm
組織型 por2
深達度 SM2

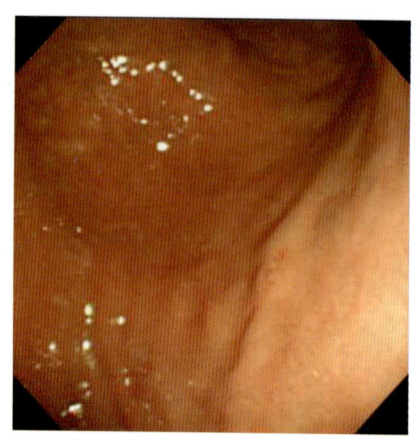

図1 経鼻内視鏡像：遠景

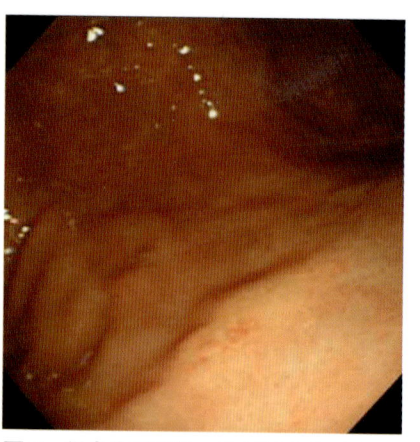

図2 経鼻内視鏡像：空気量を多くして近接

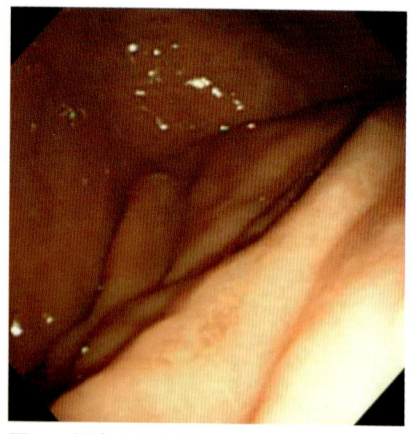

図3 経鼻内視鏡像：空気量を少なくして近接．生検は Group 1

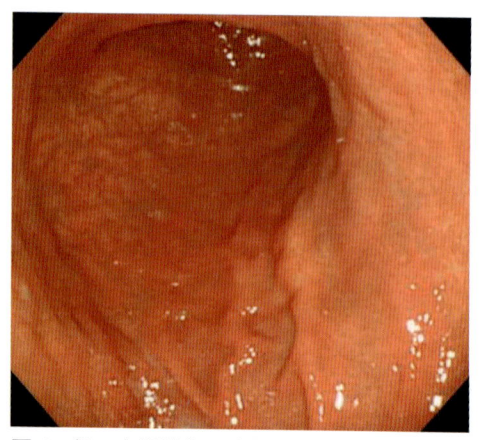

図4 経口内視鏡像：遠景

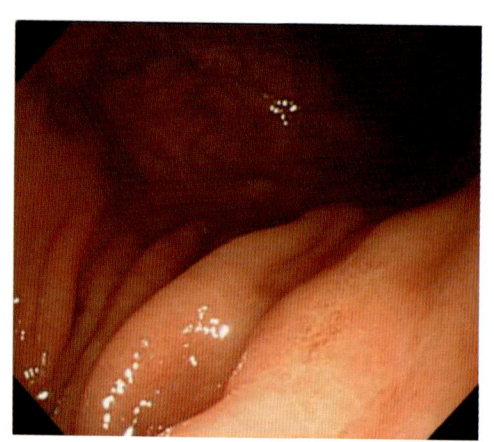

図5 経口内視鏡像：近接

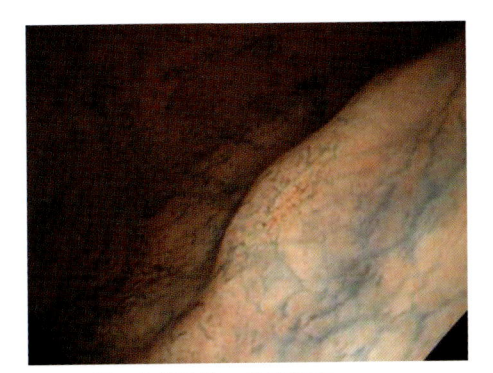

図6 経口内視鏡像：色素撒布

図7 NBI拡大内視鏡像：弱拡大

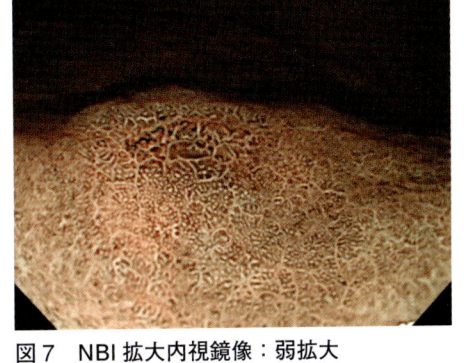

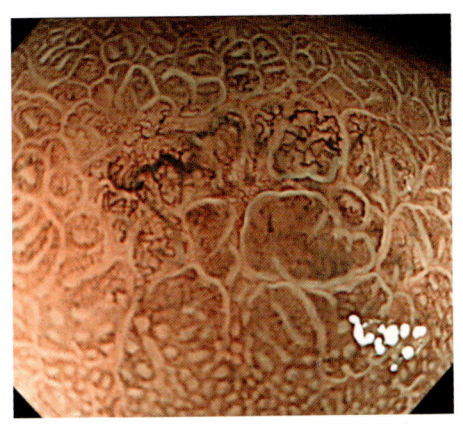

図8 NBI拡大内視鏡像：強拡大

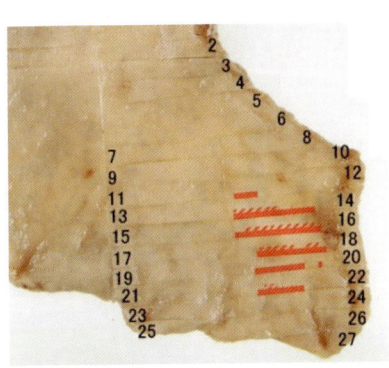

図9 切除固定標本による再構築（実線：粘膜進展範囲，点線：粘膜下浸潤範囲）

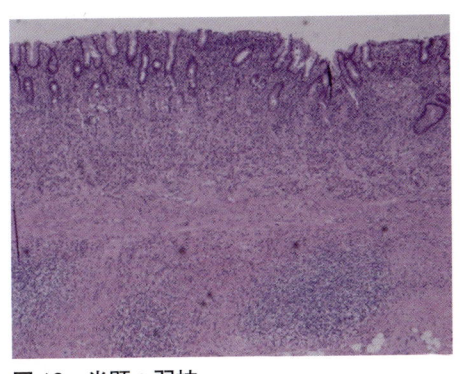

図10 光顕：弱拡

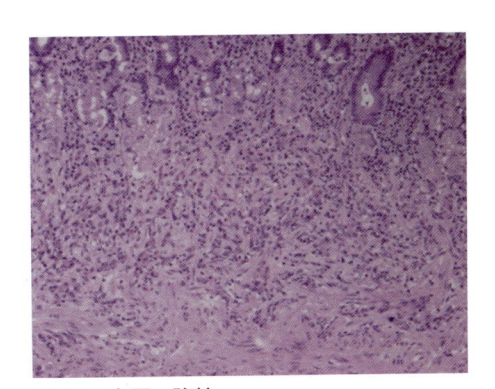

図11 光顕：強拡

■ コメント

　経鼻内視鏡検査で胃体中部大彎に，周囲に褪色調を伴う4mm大のびらんを認めた．中心部より1ケ生検をしたところGroup 1であったが，再検を指示した．21か月後，経口内視鏡での再検で同様の所見を認め，生検でGroup 5（tub2）であった．拡大NBI観察では，5mm程度の境界不明瞭なⅡb病変として認識され，粘膜模様はやや大きめの顆粒状で一部に蛇行した拡張血管を認めた．内視鏡的切除を念頭に病変周囲より生検を行ったところ，癌（sig, tub2）が検出された．拡大内視鏡観察でも範囲診断が困難な未分化型癌として手術となった．病理組織像では，腫瘍細胞が正常表層上皮下の粘膜固有層で小胞巣状ないしは孤在性に増殖し，固有筋層近くまで浸潤していた．経鼻内視鏡による生検操作が困難であったため，癌と診断できなかった症例である．

（辰巳嘉英，小西英幸，岡本和真）

症例 10 偽陰性例

50歳代，男性
部位 胃体上部 大彎
肉眼型 type 0-IIc
大きさ 20 × 15 mm
組織型 por2
深達度 SS

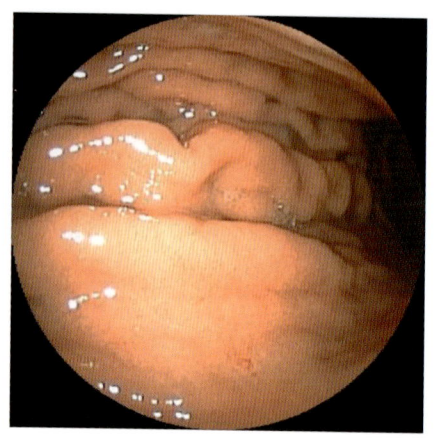

図1　2年前の経鼻内視鏡像：胃体上部大彎

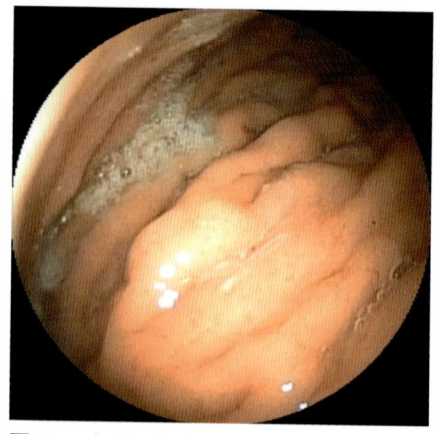

図2　1年前の経鼻内視鏡像

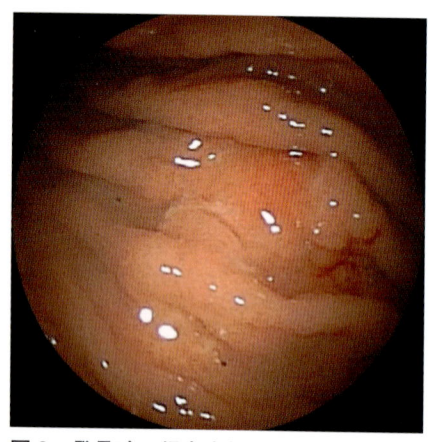

図3　発見時の経鼻内視鏡像

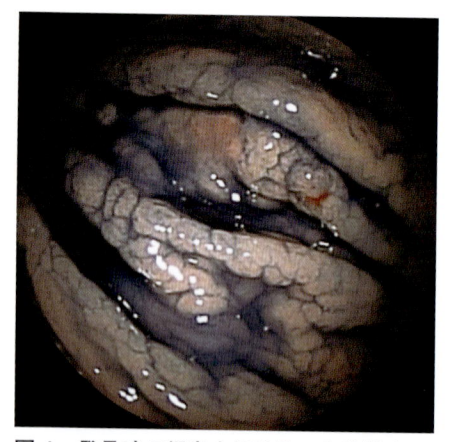

図4　発見時の経鼻内視鏡像：色素撒布

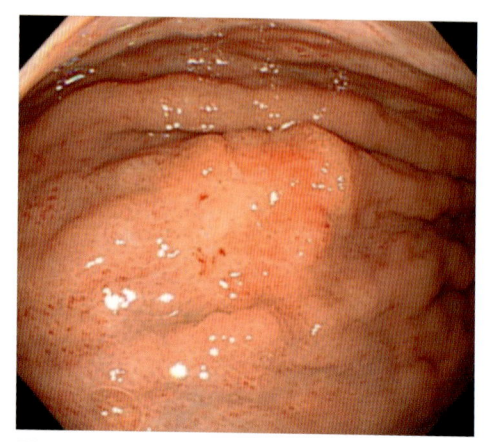

図5　経口内視鏡像

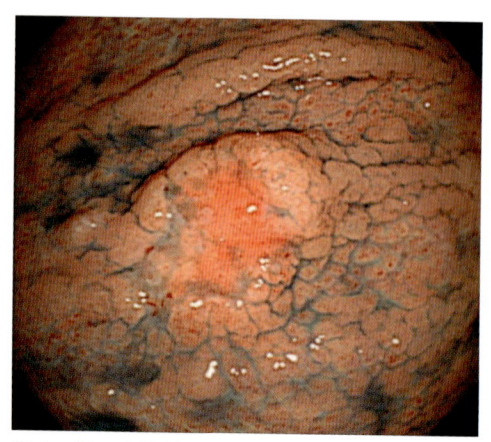

図6　経口内視鏡像：色素撒布

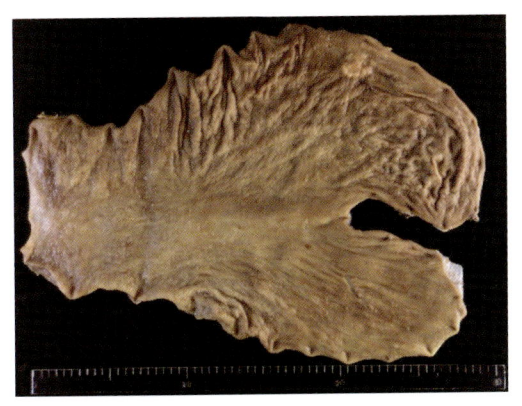

図7　固定切除標本

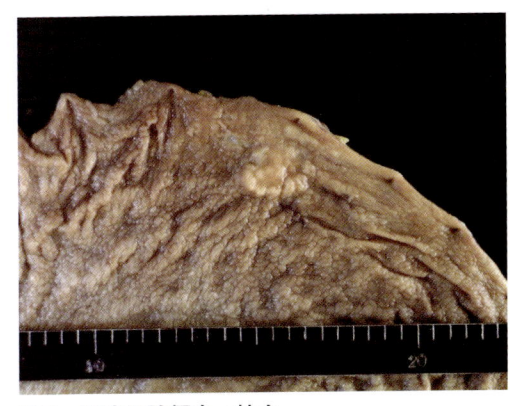

図8　固定切除標本：拡大

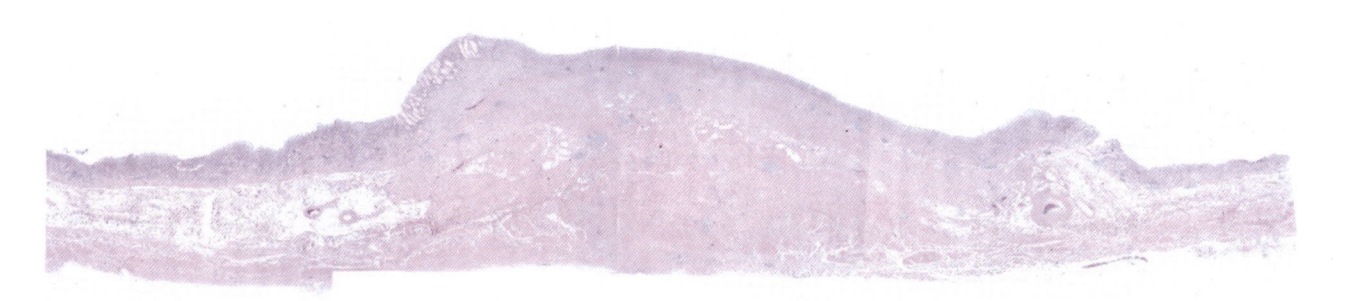

図9　ルーペ像

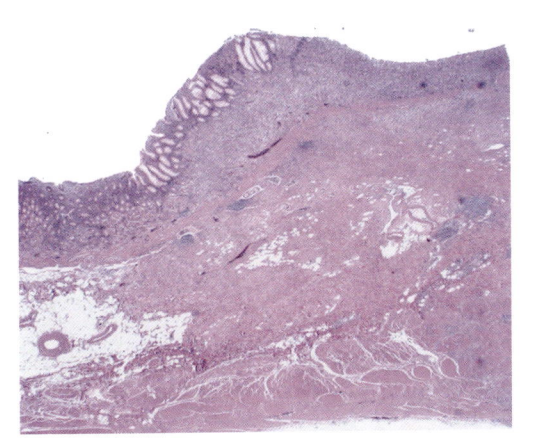

図10　光顕像：弱拡

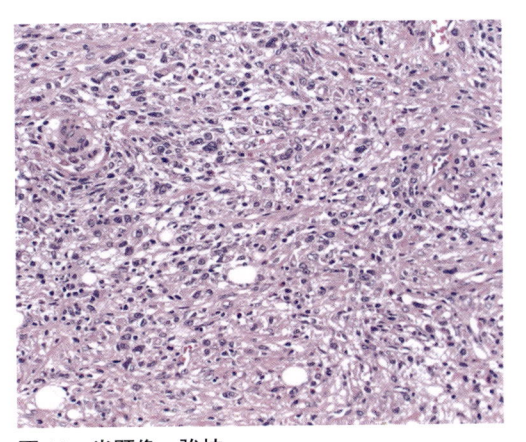

図11　光顕像：強拡

■ コメント

　発見時，胃体上部大彎に不整形の発赤した陥凹を認め，大量送気でより病変は明瞭化し，生検で低分化型腺癌が得られた．病理組織所見では，腫瘍細胞は粘膜筋板を保ちながら分け入るように粘膜下層以深に広く浸潤し，リンパ管浸潤も認められた．本症例は1年前の検診では洗浄不十分，2年前の検診では送気不十分で，いずれも発見に至らなかった．胃体部大彎は特に進行癌が見逃されやすい部位であり，十分な洗浄と大量送気でひだ間をくまなく観察することが重要である．それでも観察不十分な場合，経鼻内視鏡では比較的容易な背臥位への体位変換も有用である．

（吉村理江，長田美佳子，平川克哉）

索引

い

インフォームド・コンセント　20
胃　39
胃内のスクリーニング　39, 47
咽頭観察　38
咽頭反射　5
咽頭麻酔　31

か

ガスコン水150 mL法　59
がん発見率　8
下鼻甲介(下端)ルート　37, 38
観察
　——, 胃　39
　——, 咽頭　38
　——, 食道　39

き

偽陰性　68
偽陰性対策　69
偽陰性例(症例)　86, 88, 90, 92, 94, 96
教育, 経鼻内視鏡検査の　74
局所血管収縮薬　29
禁忌　27
　——, 生検の　27

く

偶発症　20, 29
偶発症(まれなもの)　24

け

経鼻スコープ(内視鏡)の特性　12
経鼻挿入　37
経鼻内視鏡検査
　——, 研修・教育　74
　——によるがん発見率　8
　——の呼吸循環動態への影響　6
　——の自律神経活動に対する影響　7
　——の受容性　4

　——の利点・欠点　5
経鼻内視鏡研修のポイント　74
経鼻内視鏡専用検診車　60
経鼻内視鏡専用生検鉗子　58
研修, 経鼻内視鏡検査の　74

こ

呼吸循環動態への影響　6
抗血栓薬　20, 27, 28

さ

撮影順序　70
撮影枚数　70

し

歯痛　24
自律神経活動に対する影響　7
処置具　14
消化管ガス駆除薬　28
食道　39

す

スコープ
　——の抜去困難　23
　——の保管　17
スコープ以外の処置具　14
スティック・スプレー併用法　31, 33, 34
スティック法　30
スプレー法　31, 33

せ

生検　57, 64
　——, 抗血栓薬内服中の　27, 59
　——の適応と禁忌　27
生検鉗子　15
　——, 経鼻内視鏡専用　58
洗浄・消毒, 内視鏡機器の　16
穿孔, 梨状陥凹の　24
前処置　7, 28, 38

索引

前投薬　28

そ

挿入時の注意　32
挿入法　37
側頭部痛　24

た

ダブルチェック　70
体位　35

ち

中鼻甲介（下端）ルート　37, 38
注入法　31, 34, 35
鎮痙薬　7, 29
鎮静薬　29

て

適応　26
　――，生検の　27
　――，特に経鼻内視鏡が有用である場合　26

な

内視鏡機器の洗浄・消毒　16
内視鏡偽陰性　68
内視鏡検査の偽陰性率　68

内視鏡送水装置　14
内視鏡の保管　17

に

二次読影　47
　――の実施　54
　――の目的　47

は

抜去困難，スコープの　23

ひ

鼻腔内の通過方法　37
鼻腔麻酔　30
鼻出血　5, 22
鼻痛　5, 20

ま

マウスピース　16

ゆ

有効性評価に基づく胃がん検診ガイドライン　2, 3

り

梨状窩穿孔　24